自身免疫性胃炎
——病期分类及影像表现

日本《胃与肠》编委会　编著

《胃与肠》翻译委员会　译

北方联合出版传媒（集团）股份有限公司

辽宁科学技术出版社

Authorized translation from the Japanese Journal, entitled

胃と腸　第59巻第1号

自己免疫性胃炎—病期分類と画像所見

ISSN：0536-2180

編集：「胃と腸」編集委員会

協力：早期胃癌研究会

Published by Igaku-Shoin LTD., Tokyo Copyright © 2024

Simplified Chinese Characters published by Liaoning Science and Technology Publishing House Ltd, Copyright © 2025.

© 2025，辽宁科学技术出版社。

著作权合同登记号：第06-2024-47号。

图书在版编目（CIP）数据

自身免疫性胃炎：病期分类及影像表现 / 日本《胃与肠》编委会编著；《胃与肠》翻译委员会译. -- 沈阳：辽宁科学技术出版社，2025. 5. -- ISBN 978-7-5591 -4146-0

Ⅰ. R573.304

中国国家版本馆CIP数据核字第2025RH6371号

出版发行：辽宁科学技术出版社

　　　　　（地址：沈阳市和平区十一纬路25号　邮编：110003）

印　刷　者：辽宁新华印务有限公司

经　销　者：各地新华书店

幅面尺寸：182 mm×257 mm

印　　张：8

字　　数：180千字

出版时间：2025 年 5 月第 1 版

印刷时间：2025 年 5 月第 1 次印刷

责任编辑：卢山秀

封面设计：袁　舒

版式设计：袁　舒

责任校对：黄跃成

书　　号：ISBN 978-7-5591-4146-0

定　　价：128.00元

编辑电话：024-23284367

E-mail：lkbjlsx@163.com

邮购热线：024-23284502

《胃与肠》官方微信 15640547725

目 录

自身免疫性胃炎

——温故知新与最新认识

春间 贤[1-2]

关键词　自身免疫性胃炎　影像诊断　幽门螺杆菌感染

[1] 川崎医科大学総合医療センター総合内科 2　〒 700-8505 岡山市北区中山下 2 丁目 6-1　E-mail : kharuma@med.kawasaki-m.ac.jp
[2] 淳風会医療診療セクター

序言

已出版的本系列图书中关于此主题的有《A 型胃炎的最新见解》一书，而本书则是聚焦于近几年，以该病的早期影像诊断为中心，剖析该病的发生发展过程。

日本针对自身免疫性胃炎（autoimmune gastritis，AIG）的研究，随着该病诊断标准的确立，一直在不断地向前推进，尤其是对从最早期发现疾病初期的影像资料到进展至 AIG 需要多长时间以及幽门螺杆菌（H. pylori）阳性的 AIG 在除菌治疗后是否还会进展抑或缓解等问题都进行了详尽的研究。笔者的恩师之一三好秋马老师的研究课题之一就是 AIG，并在 1967 年发表了题为《从免疫的角度研究慢性胃炎，特别是萎缩性变化的发生机制》的综述。文章中针对血中抗胃抗体，研究了从恶性贫血以及桥本氏病等自身免疫性疾病到慢性胃炎、消化性溃疡、胃癌等多种疾病。由于这里所说的抗胃抗体在多种疾病中的阳性率都非常高，因而是否就是抗胃壁细胞抗体（anti-parietal cell antibody，APCA）还有待进一步明确。进一步在犬身上进行 AIG 造模，设想是由于胃自身抗体的产生导致胃黏膜的损伤，并逐步进展至胃黏膜萎缩。虽然本系列图书的主题已从以消化道疾病的诊断学为中心逐渐发展到现在的以影像学诊断为中心，但这类探讨有关胃疾病的内容偶尔也会出版。

三好老师认为自身免疫机制可能在胃炎的发病机制中发挥重要的作用，但由于恶性贫血（pernicious anemia，PA）在日本比较少见，所以 AIG 在胃炎的发病机制中的作用并没有引起人们足够的重视。然而历经 50 年，AIG 再次成为本系列的主要议题。

笔者的医学博士学位论文就是《胃息肉与萎缩性胃炎特征有关的临床研究》。根据 Strickland 等的报道，针对增生性息肉的背景黏膜，从功能和形态方面进行研究发现，存在无酸、高胃泌素血症以及以胃体萎缩为主的萎缩性胃炎，与 A 型胃炎相似。所谓的"与 A 型胃炎相似"是指，纳入研究所统计的胃息肉的病例中并无 PA 病例，血清 APCA 的阳性率为 40%，笔者自己从未见过 A 型胃炎，所以不能直接就判定是否为 A 型胃炎。另外，福地黑川等研究了在 A 型胃炎的基础上发生的 PA 病例的背景黏膜，黑川首次将 PA 病例中内镜下观察到的以胃体部为主的萎缩命名为"逆萎缩"。然而，由于日本的恶性贫血的发病率非常低，AIG 非常罕见，而且谈到胃炎，一般来说都考虑是由于 H. pylori 感染所致，所以针对胃炎的研究重心均倾向于 H. pylori。在发现 H. pylori 之后，欧美认为 AIG 是由于 H. pylori 感染所致的。日本的 *H. pylori* 感染率比较高，与重度萎缩性胃炎的患病率高相比，PA 的患病率非常低，除了胃癌、并发胃神经内分泌肿瘤（neuroendocrine tumor，NET）的 AIG 的散发病例以外，并不认为其他病例中 *H. pylori* 感染是原因，AIG 并没有引起人们足够的重视。

但是，日本有四位非常伟大的内镜医生——寺尾秀一老师、春藤让治老师、丸山保彦老师和古田隆久老师。虽然这四位老师关注到 AIG 的出发点不同，如寺尾老师是从健康体检的角度、春藤老师是从日常的内镜检查的角度、丸山老师是从胃增生性息肉的角度、古田老师是从除菌治疗困难的角度，但是他们均不约而同地认识到 AIG 的存在。在此想特别提到的是，四位老师分别仅仅根据 1 例或者 2 例就开始注意到了 AIG。下面，笔者将检索到的文献以及从上述四位老师那里探讨学习到的结果作一总结。

寺尾老师最初报告的病例是铃木志保等研究的日本消化器癌筛查学会近畿地方会的病例。在筛查的 D 组 21 例中，进一步检查了 13 例，有 4 例（30.8%）APCA 阳性。之后，寺尾等又不断地增加了病例，D 组 24 例中有 6 例（25.0%）诊断为 AIG。寺尾老师之后还与铃木老师谈到，这种快速进展到萎缩、肠上皮化生而不存在 *H. pylori* 感染的情况太奇怪了！但是，确实没有 *H. pylori* 感染，这是为什么呢？

春藤老师是在日常的临床诊疗的内镜检查的过程中关注到 AIG 的。笔者于 2014 年 8 月 17 日收到春藤老师的邮件，内容是春藤老师在大约 10 个月内诊断了 5 例 AIG，5 例均有完整的资料，包括内镜所见、病理组织学所见、血液检查结果，因其与之前报道的发生率完全不同，所以引起了人们的注意。最初的病例是一位 50 多岁的女性患者，于 2013 年 11 月就诊，就诊的目的是体检进行 X 线检查后需要进一步检查，所以进行了内镜检查。从胃体至胃窦可见明显的萎缩，充分给气后黏膜皱襞消失、血管网透见，并见"逆萎缩"，多发的 NET，是典型的 AIG。有了这个病例之后，对于所有发现胃体明显萎缩、充分给气后黏膜皱襞消失、血管网透见的病例，都进行病理检查和胃自身抗体检测。这封春藤老师发来的邮件也促成了 2015 年 12 月 12 日与 A 型胃炎相关的共识研讨会的召开。

丸山老师是在研究增生性息肉的过程中发现 AIG 的。笔者过去一直主张增生性息肉的背景黏膜是类似于 A 型胃炎的胃黏膜，这一点与丸山老师一致，也令笔者非常兴奋。丸山老师的第 2 例病例是合并 AIG 的多发性增生性息肉的病例，之后的第 3 例病例（2013 年来诊，外院转诊来的目的是息肉切除）是在之前的研讨会上讨论过的，一看到内镜图像，立刻就想到 2005 年看到的那个多发性息肉，冲口而出"逆萎缩的 A 型胃炎"，正如丸山老师所说的 AIG 与增生性息肉有密切的关系。

古田老师是从除菌困难病例开始关注 AIG 的。正如古田老师所说，真正关注到除菌困难的病例，是从 2014 年之后才开始的。2016 年 5 月召开的第 91 届日本消化病学会消化内镜年会上，古田老师报告了他们于 2015 年 6 ~ 9 月间对滨松医科大学 *H.pylori* 感染·胃癌高危人群筛查的 65 例门诊病例进行连续的 APCA 检测，结果显示，9 例（13.8%）阳性，考虑存在一定数量的 AIG 病例。

虽然前述几位老师针对 AIG 所做的研究切入点不同，但是 AIG 作为一个研究方向，确实引起了大家的重视，并激起了研究的热情，因此本系列图书第二次将 AIG 作为主题推出。

AIG 诊断标准的确立以及其后开展的研究

在仓敷召开的研讨会，将如何定义 A 型胃炎（当时认为 A 型胃炎即 AIG）作为一个议题。由川崎医科大学的镰田智有老师主持召开的"A 型胃炎的诊断标准研讨会"作为日本消化器内视镜学会下设的一个研讨会，于 2018 年 9 月 20 日获得学会同意，并于 2019 年 6 月 2 日召开了第 1 次会议，同时制定了诊断标准，包括

表1 自身免疫性胃炎的诊断标准

确诊

  A.内镜所见（＊）病理所见（＊），满足作为自身免疫性胃炎的诊断标准之一或者两者都满足

  B.胃自身抗体阳性［抗胃壁细胞抗体（＊）或者抗内因子抗体］中的一种或者两者都阳性

  A和B均满足，早期病例仅需要满足病理所见和胃自身抗体阳性

疑诊

仅满足A，早期病例仅需要满足病理组织学所见

（＊）

・内镜所见〈进展期〉

  （主要表现）以胃体部～胃底部为主的重度萎缩（胃体部血管网透见）

  （次要表现）胃体部～胃底部黏液附着，残存胃底腺黏膜，增生性息肉

  　　　　　　　胃窦部黏膜色泽正常或者有时呈斑状发红、线状发红或圆圈样

  上述各项，主要表现必须具备。

・病理组织学表现

  诊断包括早期（early stage）、进展最盛期（advanced florid stage）和进展终末期（advanced end stage）

・抗胃壁细胞抗体

  10倍以上阳性，因为考虑到可能存在假阳性，今后也可能会加以更正

（鎌田智有，他．自己免疫性胃炎の診断基準に関する附置研究会からの新提案．Gastroenterol Endosc　65：173–182, 2023より一部改変して転載）

APCA、抗内因子抗体等胃自身抗体的检测，胃泌素、胃蛋白酶原等血清标志物的标准值的确立，而最重要的当然是病理诊断，即胃活检的情况下如何诊断等，经过大家的讨论后也达成了一致，汇总成**表1**。在此，也一并向负责诊断标准汇总的鎌田先生和负责制定病理组织学诊断标准的渡边英伸先生表达深深的谢意。

当初，笔者是根据进展期之后的终末期AIG的表现而制定的诊断标准，而岸野真衣子等报道了初期的AIG，渡边老师、九嶋亮治老师早以认识到早期AIG的存在。病理组织学的诊断参考国外的诊断标准分为三期，即早期、进展最盛期、进展终末期。此后日本诊断为早期或者进展最盛期的病例报告逐渐增加，迫切需要制定内镜下的诊断标准，所以考虑编写本书。考虑到 *H. pylori* 胃炎是胃癌的癌前疾病，本书也针对合并 AIG 的胃癌进行了探讨，并探讨了 *H. pylori* 感染在 AIG 的发生发展过程中发挥的作用，因而这也是一本学习 AIG 的最新进展的重要图书。

参考文献

[1]三好秋馬．慢性胃炎，とくに萎縮性変化の発生機転，主として免疫の立場から．胃と腸 2: 1265–1276, 1967.

[2]春間賢．胃ポリープにおける萎縮性胃炎の特徴に関する臨床的研究．広島大医誌 30: 399–418, 1982.

[3]Strickland RG, Mackay IR. A reappraisal of the nature and significance of chronic atrophic gastritis. Am J Dig Dis 18: 426–440, 1973.

[4]春間賢，隅井浩治，忌部明，他．胃過形成ポリープにともなう萎縮性胃炎の検討—特にメチレンブルー染色法からみた腸上皮化生の広がりについて．Gastroenterol Endosc 31: 334–343, 1989.

[5]春間賢，隅井浩治，木村学，他．胃過形成性ポリープの背景胃黏膜—胃酸分泌，血清ガストリンおよび血清ペプシノーゲンI値からの検討．Gastroenterol Endosc 31: 2051–2059, 1989.

[6]福地創太郎，山田直行，紫芝良昌，他．悪性貧血における胃黏膜病変とガストリン分泌動態．胃と腸 15: 187–199, 1980.

[7]黒川きみえ，丸山正隆，渡辺伸一郎，他．悪性貧血とその家系の胃黏膜像と胃癌合併に関する検討．Gastroenterol Endosc 23: 66–77, 1981.

[8]黒川きみえ．悪性貧血（VII各種疾患と胃黏膜像，A，貧血）．消化管内視鏡診断学大系，医学書院，pp 207–215, 1976.

[9]Pérez-Pérez GI. Role of *Helicobacter pylori* infection in the development of pernicious anemia. Clin Infect Dis 25: 1020–1022, 1997.

[10]Claeys D, Faller G, Appelmelk BJ, et al. The gastric H^+, K^+-ATPase is a major autoantigen in chronic *Helicobacter pylori* gastritis with body mucosa atrophy. Gastroenterology 115: 340–347, 1998.

[11]Faller G, Steininger H, Appelmelk B, et al. Evidence of novel pathogenic pathways for the formation of antigastric autoantibodies in *Helicobacter pylori* gastritis. J Clin Pathol 51: 244–245, 1998.

[12]鈴木志保，古松宣介，田村勇，他．今後の胃がん検診の提案—ABC検診におけるA群とD群の検討結果から．

日消がん検診誌 50: 561–562, 2012.

[13] 寺尾秀一，當銘正友，久禮泉，他．D群のほとんどは「高度萎縮とI.M.のためにH. pyloriが駆逐された」群ではない．日ヘリコバクター会誌 14: 5–14, 2013.

[14] 丸山保彦，景岡正信，大畠昭彦，他．A型胃炎の発見契機と診断の問題点．Gastroenterol Endosc 58（Suppl）: 762, 2016.

[15] 古田隆久，佐原秀，市川仁美，他．H. pylori感染症診療中に発見される抗壁細胞抗体陽性胃炎の特徴．Gastroenterol Endosc 58（Suppl）: 729, 2016.

[16] 鎌田智有，渡辺英伸，古田隆久，他．自己免疫性胃炎の診断基準に関する附置研究会からの新提案．Gastroenterol Endosc 65: 173–182, 2023.

[17] Kishino M, Yao K, Hashimoto H, et al. A case of early autoimmune gastritis with characteristic endoscopic findings. Clin J Gastroenterol 14: 718–724, 2021.

自身免疫性胃炎各病期的临床表现、实验室检查、内镜下所见及病理组织学特征

寺尾 秀一[1]
铃木 志保
西泽 昭彦
今井 幸弘[2]
九嶋 亮治[3]

摘要● 自身免疫性胃炎（AIG）的病期分为早期、中期（活动期）、进展·终末期3个病期，本章对各个病期对应的临床表现、实验室检查、内镜下所见及病理组织学特征进行了概括总结。抗胃壁细胞抗体的阳性率，抗体水平在中期（活动期）达到顶峰，抗内因子抗体的阳性率在进展·终末期上升。胃泌素、胃蛋白酶原Ⅰ、胃蛋白酶原Ⅰ/Ⅱ比在各个病期均有特征性的改变。缺铁性贫血在早期～中期（活动期）多见，而恶性贫血在进展·终末期多见。另外，应注意"泥沼除菌"及胃癌危险分层ABC分类中的D群病例中是否并发了AIG。内镜检查中胃小区肿胀在AIG早期非常重要，这种改变的意义在于提示其病理分期可能从早期进展到活动期。中期（活动期）主要依据残存胃底腺的进展程度来判断。

关键词　自身免疫性胃炎（autoimmune gastritis）　病期　早期　残存胃底腺（remnant oxyntic mucosa）　胃小区肿胀（swelling of areae gastricae）

[1] 加古川中央市民病院消化器内科　〒675-8611 加古川市加古川町本町439
E-mail : stshiratodai2@gmail.com
[2] 同　病理诊断科
[3] 滋贺医科大学医学部病理学讲座·临床检查医学讲座（附属病院病理诊断科）

引言

人们对自身免疫性胃炎（autoimmune gastritis，AIG）这个概念的理解正在发生着日新月异的变化。

黑川等曾在国际上首次提出，AIG 的内镜下特征为"逆萎缩现象"。当时，学术界还有一种说法，认为 AIG 是萎缩性胃炎老化后的表象。当时，人们对 AIG 的内镜下特征的认识还远远没有对幽门螺旋杆菌感染那么深入。经过近 40 年的探索，现阶段我们终于对 AIG 的进展·终末期乃至早期～中期（活动期）的所有阶段的特征都有了全面的了解。

AIG分期的研究背景

首先我们来说一说 AIG 的命名。由于越来越多的学者报道了与 Strickland 和 Mackay 提出的 A 型胃炎特征不符的病例，因此相对于 A 型胃炎，人们越来越倾向于使用基于病因命名的"AIG"这个可以更为广泛使用的名称。

表1总结了 AIG 的各个病期与其特征的概要，笔者基于文献进行了进一步的总结与修改。

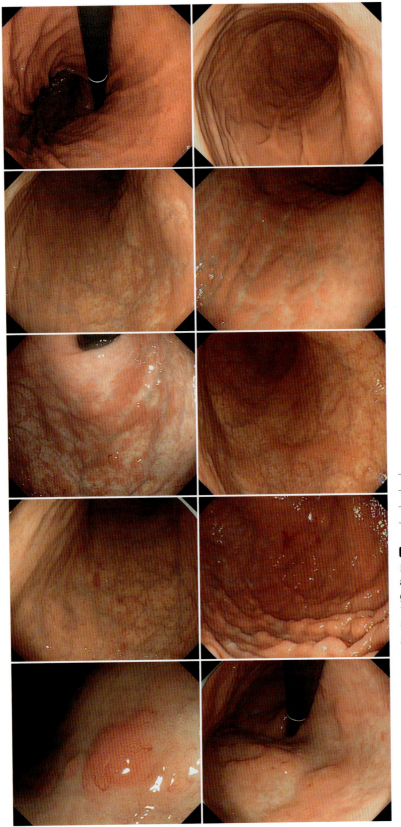

a	b
c	d
e	f
g	h
i	j

图2 残存胃底腺黏膜（ROM）的多样性

a~c：广泛型；d、e：中间型；f、g：局限型；h：广泛型+隆起型，竹节状；i：隆起型，假性息肉样；j：微隆起型。

a中无萎缩。按a→b→c→d→f的顺序ROM的面积逐渐减少。a~c又称为平坦型。h中可见周围大面积的平坦型ROM，皱襞上还可见结节状隆起的ROM。与克罗恩病的鹅卵石征很像，但病理组织学表现与克罗恩病不同。i中的隆起型表现与h中的不同，周围没有ROM。隆起型又被称为假性息肉型。（a,c~f,h~j是，寺尾秀一，他．胃炎の成り立ち—内視鏡診断のこれまで，これから．シーピーアール，2023の第3章総説Ⅱ，図Ⅱ-2-1から許可を得て転載）

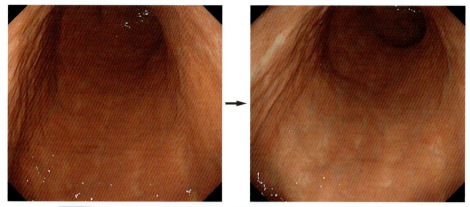

a b

图3 ROM范围逐渐缩小的病例①。[**病例3**]50岁左右（被诊断时），女性，APCA 80倍升高，胃泌素218 pg/mL，血清幽门螺杆菌IgG抗体<3。胃体大弯的广泛型、平坦型的竖状分布ROM（**a**）2年后缩小（**b**）

（寺尾秀一，他．胃炎の成り立ち―内視鏡診断のこれまで，これから．シービーアール，2023の第3章総説Ⅱ，図Ⅱ-2-4から許可を得て転載）

初发时胃镜检查   2年后胃镜复查

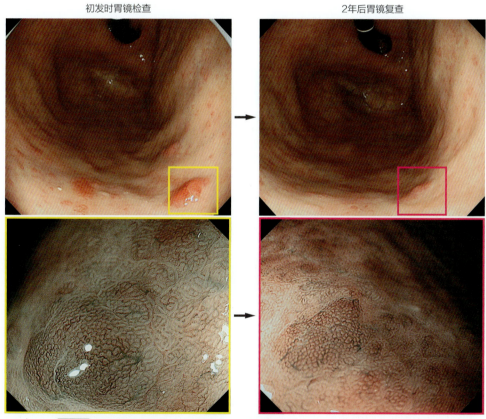

a c
b d

图4 ROM范围逐渐缩小的病例②。[**病例4**]50岁左右（被诊断时），女性，APCA 80倍升高，胃泌素900 pg/mL，血清幽门螺杆菌IgG抗体<3。**a**、**c**：普通内镜检查；**b**、**d**：NBI放大检查。胃体部可见发红的局限型、隆起型ROM。周围散在局限型、平坦型的ROM[**a**、**b**（**b**为**a**的黄框部的放大图像）]。2年后，隆起型的部位变为微隆起型，周围的ROM也全部缩小或消失了[**c**、**d**（**d**为**c**的红框部的放大图像）]

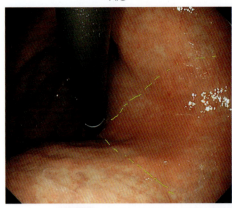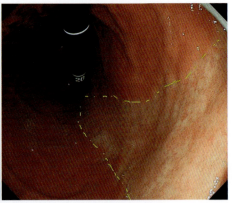

<u>a</u>｜<u>b</u>

图5 ROM的形态及分布无明显规律（与幽门螺杆菌现症感染病例对比）

a ［病例5］AIG，60岁左右，男性，APCA 10倍升高，IFA阳性，胃泌素1100 pg/mL，血清幽门螺杆菌IgG抗体<3，幽门螺杆菌抗原阴性。胃体部小弯可见平坦型、中度扩张的ROM。AIG的ROM分布无明显规律。右侧所示的幽门螺杆菌胃炎的萎缩范围与左图正相反。

b ［病例6］幽门螺杆菌胃炎现症感染病例，C-3度的萎缩。50岁，男性。

（b是，寺尾秀一，他．胃炎の成り立ち―内視鏡診断のこれまで，これから．シービーアール，2023の第1章 設問5，図cから許可を得て転載）

另外，ROM 不仅仅是内镜下对 AIG 进行病期分类的指标，ROM 还可能与许多临床指标相关。目前关于 ROM 的临床意义的研究正在进行中，可以参考本书中丸山等所写文章中的内容。

总结来说，ROM 与周围萎缩的背景黏膜相比，是相对较早期的病理组织学表现，随着病期的进展而萎缩的可能性较大，据此内镜下表现可以把握 AIG 的进展程度。

AIG非萎缩性黏膜的表现及其起源

如上文所述，ROM 是反映早期病理组织学的表现，但这是相对于周围的萎缩背景黏膜而言的，实际上 ROM 包含了从正常到早期和进展期的各种病理组织学表现。内镜下诊断的难题是，当没有观察到萎缩黏膜时（即整个胃体都是 ROM 表现）是否可以诊断为 AIG。因此，非常有必要总结一下 AIG 的非萎缩性黏膜的内镜下特征。笔者认为，AIG 的非萎缩性黏膜的内镜下特征，可以直接用"胃小区肿胀（swelling of areae gastricae）"这一用语来表示（**表1** 中

的主要内镜下表现，早期）。

我们将幽门螺杆菌胃炎（现症感染者）与 AIG 的早期～中期（活动期）的典型内镜下表现进行对比（**图7**）。**图7a** 展示的是幽门螺杆菌现症感染者的典型病理组织学表现。黏膜表层为主的炎症细胞浸润，小凹上皮菲薄化，失去排列的整齐性（**图7a**）。因此，幽门螺杆菌现症感染者的上皮下毛细血管（subepithelial capillary，SEC）或血流的可视区域会有所增加（**图7a**，红色箭头）。这就是弥漫性发红（diffuse redness，DR）的本质（**图7b、c**）。另一方面，**图7b** 展示的是一例内镜下完全没有萎缩的表现，但是病理组织学已经显示出进展期的病例（参考本书九嶋等所写的文章）。小凹上皮的炎症表现很轻微，有增生的表现，虽然保持着完整性，但是黏膜深层可见炎症细胞浸润，萎缩也开始出现（**图7f**）。这些变化在内镜下能够反映出来，即黏膜表层 SEC 或血流的可视区域没有明显增加甚至有减少（**图7f**，橙色箭头，**图7g**）。另外由于小凹上皮的增生及黏膜深层的炎症，可观察到明显凹凸的"胃小区肿胀"（图

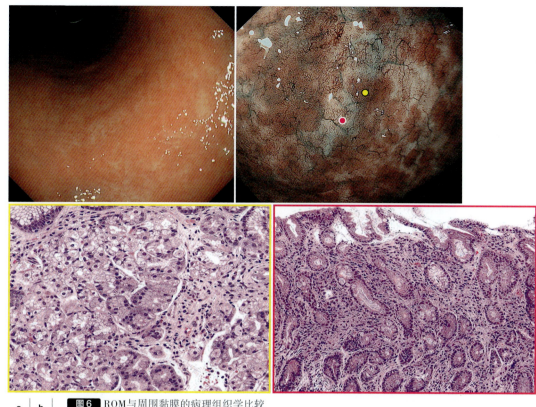

a	b
c	d

图6 ROM与周围黏膜的病理组织学比较

a 斑状的广泛，平坦的ROM。

b a的轻度放大NBI图像。

c ROM内部（**b**中的黄点）的病理活检图像，固有腺体可见淋巴细胞的浸润，壁细胞的变性，颈部黏液细胞的增加，诊断为早期AIG。

d ROM附近的萎缩性胃黏膜（**b**中的红点）的病理活检图像，虽可见部分（假）幽门腺体，但是整体肠上皮化生明显（假幽门腺化生<肠上皮化生），中度～重度的淋巴细胞浸润，属于进展·终末期组织特征。

（寺尾秀一，他．胃炎の成り立ち—内視鏡診断のこれまで，これから．シービーアール，2023の第3章総説II，図II-2-5および図II-2-6から許可を得て転載）

7h）。在NBI（narrow band imaging）放大图像下可以很好地证实这种差异。在幽门螺杆菌现症感染的情况下，与隐窝边缘上皮（marginal crypt epithelium，MCE）相对应的区域变窄，几乎完全看不见，在开放的隐窝间空隙中可以观察到更多的血管和血流（**图7d、e**）。AIG中的MCE区域虽然宽阔且突出，隐窝间区域却很狭窄，仅可见与腺管结构"接壤"的血管（**图7i、j**）。大而圆～椭圆的腺管形态很好地代表了有成熟排列趋势的腺窝的腺上皮增生（**图7j**）。比较两者在组织学上的差异，就不难理解为什么AIG中的弥漫性发红表现轻微却表现为"胃小区肿胀"了。

另外，这里使用的"胃小区肿胀"一词与京都胃炎分类中使用的"黏膜肿胀（mucosal swelling）"一词的定义完全不同。"黏膜肿胀"指的是幽门螺杆菌现证感染时整个黏膜增厚，反映了幽门螺杆菌感染时以表层为主的弥漫性炎症，而本文中定义的"胃小区肿胀"一词形容的是表层小凹上皮的炎症增生和深层黏膜炎症程度较低，"胃小区"被凸显出来（肿胀）的状态。另外，以往曾使用"胃小区浮肿"一

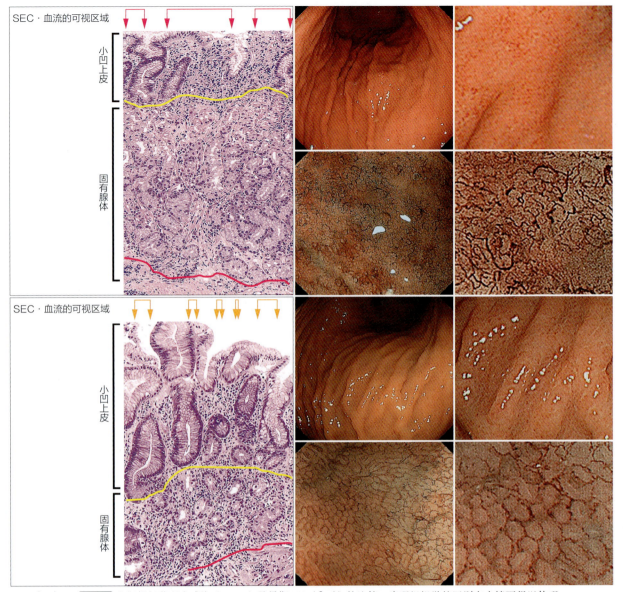

a	b	c
	d	e
f	g	h
	i	j

图7 幽门螺杆菌现症感染（a～e）及早期AIG（f～j）的比较。病理组织学的区别在内镜下得以体现

a 幽门螺杆菌胃炎活动期（幽门螺杆菌现症感染）的病理组织学图像。炎症细胞浸润以黏膜浅层为主，小凹上皮变薄·退化，腺管的排列紊乱，小凹上皮层与固有腺的长度比例保持得较好（小凹上皮长<固有腺管长）。

b、c 显示了a的黏膜表层的变化，可观察到SEC·血流。可见这是弥漫性发红（DR）的本质。

d、e NBI放大图像。MCE狭窄，几乎难以确认，但腺窝间扩大，这个部位内部的血管·血流多数为肉眼可见（a中红色箭头）。腺窝开口部失去整齐性难以确认。本病例中可见淡褐色的淤血表现（d）及粗血管表现（e）。腺窝开口部失去整齐性肉眼难以辨认。

f 进展高峰期的AIG的病理组织学图像。炎症细胞浸润以黏膜深层为主。小凹上皮显示出增生，正常～高圆柱状，整齐排列。固有腺体显示出（假）幽门腺体化生·萎缩的进展，固有腺体长度缩短，导致小凹上皮层与固有腺体的高度比例倒置（小凹上皮长>固有腺管长）。

g、h 内镜下表现为无萎缩的早期AIG。与幽门螺杆菌现症感染（b、c）相比，DR较轻，黏膜颜色接近正常色调，另外胃小区的凹凸明显。这里黏膜颜色改变考虑为f中显示的保持了表层的整齐性的小凹上皮增生，SEC·血流的可视区域被限定了导致的（橙色箭头）。另外，胃小区的凹凸较明显是由于黏膜第1层的厚度（小凹上皮增生）与黏膜深层发生炎症的第2、3层的厚度相比保存得比较完整，因此以胃小区为单位的轮廓中较为突出。

i、j NBI放大图像。MCE区域的范围较大。另一方面，腺窝间部缩小，只能辨认出腺管周围的血管。腺管表现为稍大的圆形～椭圆形，是成熟的排列整齐的小凹上皮增生的表现。同时腺窝开口部的表现具有多样性，有的难以确认，有的可表现为针眼状。

词来形容这种状态，但是由于其本质并不是浮肿，因此决定使用"胃小区肿胀"这一表述。在病理组织学上，这种"胃小区肿胀"被认为是一种从 AIG 早期~进展期均可出现的表现，作者认为这可能是一种在内镜下能够代表萎缩不良的 AIG 黏膜的表现。在前文"早期 AIG 的内镜下表现，病理组织学表现的多样性"中介绍了数例早期 AIG 的内镜表现，它们的共同点是都重点关注了胃小区的变化。期待今后有关 AIG 的内镜表现和病理组织学表现对比的相关研究。就在本文发表之前，有学者报道了 12 例早期 AIG 的内镜图像，其中 7 例为假性息肉样病变，9 例为竹节样表现（**图 2h**），7 例为胃凹陷肿胀伴红斑（鲱鱼籽样表现）。

幽门螺杆菌感染所致的胃炎和 AIG 都具有多发性炎症和进行性萎缩的疾病过程，但两者的炎症和萎缩的主要部位并不相同。当然，也有例外，即使是 AIG 有时也会表现为全层的炎症性病变，体现出 AIG 在病理组织学表现上的多样性，这也造成了内镜检查时难以进行鉴别。但是记住这些基本的特征，有助于将 AIG 与非幽门螺杆菌胃炎等疾病进行鉴别，后者炎症较轻，萎缩较少，且好发部位也不同。

进展·终末期AIG的内镜下特征及病理组织学表现

进展·终末期 AIG 的内镜下表现为，胃体黏膜的高度萎缩，在典型病例中会出现所谓的逆萎缩现象，即 A 型胃炎的典型表现。ROM 最终会消失，病理组织学显示为进展·终末期的病理表现（**表 1**）。

需要补充说明的是，逆萎缩现象的概念是假定前庭区黏膜表现正常。但实际上，前庭区域黏膜会表现出不同程度的萎缩和局部发红（**表 1** 中的内镜下表现，前庭部）。因此，有许多病例不一定会出现"逆萎缩"。

结语

AIG 的概念正在发生重大的转变。诊断标准是临床医生做出正确诊断的必要条件。然而，在我们日常工作中，有疑问或不典型的情况并不在少数，如 PCA 阴性、胃泌素水平不高、罕见的萎缩的形态、无逆萎缩现象或无萎缩表现、无 ECM 等。在这些情况下，我们可能会忽略 AIG 的可能性。因此，全面地理解掌握我们在本文中提到的从早期到终末期 AIG 的各阶段的临床表现、实验室检查结果、病理组织学和内镜下表现至关重要。

参考文献

[1] 黒川きみえ，丸山正隆，渡辺伸一郎，他．悪性貧血とその家系の胃黏膜像と胃癌合併に関する検討．Gastroenterol Endosc 23: 66-77, 1981.

[2] Strickland RG, Mackay IR: A reappraisal of the nature and significance of chronic atrophic gastritis. Am J Dig Dis 18: 426-440, 1973.

[3] 寺尾秀一，鈴木志保，西澤昭彦．自己免疫性胃炎—疫学，新しい知見にもとづく病期を意識した臨床診断．日消誌 119: 502-510, 2022.

[4] 鎌田智有，渡辺英伸，古田隆久，他．自己免疫性胃炎の診断基準に関する附置研究会からの新提案．Gastroenterol Endosc 65: 173-182, 2023.

[5] 渡辺英伸．自己免疫性胃炎の組織診断と組織学の時相分類：新提案．日消誌 119: 528-539, 2022.

[6] Terao S, Suzuki S, Yaita H, et al. Multicenter study of autoimmune gastritis in Japan: Clinical and endoscopic characteristics. Dig Endosc 32: 364-372, 2020.

[7] Kotera T, Oe K, Kushima R, et al. Multiple Pseudopolyps Presenting as Reddish Nodules Are a Characteristic Endoscopic Finding in Patients with Early-stage Autoimmune Gastritis. Intern Med 59: 2995-3000, 2020.

[8] Kishino M, Yao K, Hashimoto H, et al. A case of early autoimmune gastritis with characteristic endoscopic findings. Clin J Gastroenterol 14: 718-724, 2021.

[9] Ayaki M, Aoki R, Matsunaga T, et al. Endoscopic and Upper Gastrointestinal Barium X-ray Radiography Images of Early-stage Autoimmune Gastritis: A Report of Two Cases. Intern Med 60: 1691-1696, 2021.

[10] Kotera T, Yamanishi M, Kushima R, et al. Early autoimmune gastritis presenting with a normal endoscopic appearance. Clin J Gastroenterol 15: 547-552, 2022.

[11] Terao S, Suzuki S, Kushima R. Histopathologic diagnosis of ultra-early autoimmune gastritis: A case report. Clin Case Rep 11: e7458, 2023.

[12] Torbenson M, Abraham SC, Boitnott J, et al. Autoimmune gastritis: distinct histological and immunohistochemical findings before complete loss of oxyntic glands. Mod Pathol 15: 102-109, 2002.

[13] Tozzoli R, Kodermaz G, Perosa AR, et al. Autoantibodies to parietal cells as predictors of atrophic body gastritis: a five-year prospective study in patients with autoimmune thyroid diseases. Autoimmun Rev 10: 80-83, 2010.

[14] Conti L, Lenti MV, Di Sabatino A, et al. Seronegative auto-immune atrophic gastritis is more common in elderly patients. Dig Liver Dis 52: 1310-1314, 2020.

[15]Bizzaro N, Antico A. Diagnosis and classification of pernicious anemia. Autoimmun Rev 13: 565–568, 2014.

[16]Miceli E, Vanoli A, Lenti MV, et al. Natural history of autoimmune atrophic gastritis: a prospective, single centre, long–term experience. Aliment Pharmacol Ther 50: 1172–1180, 2019.

[17]Kalkan Ç, Soykan I. Differences between older and young patients with autoimmune gastritis. Geriatr Gerontol Int 17: 1090–1095, 2017.

[18]Korman MG, Strickland RG, Hansky J: Serum gastrin in chronic gastritis. Br Med J 2: 16–18, 1971.

[19]Kwan CP, Tytgat GN. Antral G–cell hyperplasia: a vanishing disease? Eur J Gastroenterol Hepatol 7: 1099–1103, 1995.

[20]Faller G, Steininger H, Kränzlein J, et al. Antigastric autoantibodies in Helicobacter pylori infection: implications of histological and clinical parameters of gastritis. Gut 41: 619–623, 1997.

[21]Hershko C, Ronson A, Souroujon M, et al. Variable hematologic presentation of autoimmune gastritis: age–related progression from iron deficiency to cobalamin depletion. Blood 107: 1673–1679, 2006.

[22]Gonçalves C, Oliveira ME, Palha AM, et al. Autoimmune gastritis presenting as iron deficiency anemia in childhood. World J Gastroenterol 20: 15780–15786, 2014.

[23]Miguel N, Costa E, Santalha M Jr, et al. Refractory iron–deficiency anemia and autoimmune atrophic gastritis in pediatric age group: analysis of 8 clinical cases. J Pediatr Hematol Oncol 36: 134–139, 2014.

[24]Bizzaro N, Antico A. Diagnosis and classification of pernicious anemia. Autoimmun Rev 13: 565–568, 2014.

[25]Lindenbaum J, Rosenberg IH, Wilson PW, et al. Prevalence of cobalamin deficiency in the Framingham elderly population. Am J Clin Nutr 60: 2–11, 1994.

[26]Furuta T, Baba S, Yamade M, et al. High incidence of auto–immune gastritis in patients misdiagnosed with two or more failures of H. pylori eradication. Aliment Pharmacol Ther 48: 370–377, 2018.

[27]寺尾秀一，當銘成友，久禮泉，他．D群のほとんどは「高度萎縮とI.M.のためにH. pyloriが駆逐された」群ではない．日ヘリコバクター会誌 14: 5–14, 2013.

[28]九嶋亮治．自己免疫性胃炎．九嶋亮治，八尾隆史，牛久哲男（編）．非腫瘍性疾患病理アトラス 消化管．文光堂，pp 86–94, 2023.

[29]Greenson JK, Lauwers GY, Montgomery EA, et al（eds）. Diagnostic Pathology: Gastrointestinal, 3rd ed. Elsevier, pp 140–143, 2019.

[30]寺尾秀一，九嶋亮治（病理監修）．胃炎の成り立ち―内視鏡診断のこれまで，これから．シービーアール，2023.

[31]丸山保彦，吉井重人，寺井智宏．自己免疫性胃炎up to date自己免疫性胃炎の内視鏡診断．日消誌 119: 511–519, 2022.

[32]寺尾秀一，鈴木志保，今井幸弘．残存胃底腺はAIGの進展様式と病期を示す主要内視鏡所見である．Gastroenterol Endosc 64（Suppl 2）: 2006, 2022.

[33]Kimura K, Takemoto T. An endoscopic recognition of atrophic border and its significance in chronic gastritis. Endoscopy 1: 87–97, 1969.

[34]Kotera T, Ayaki M, Sumi N, et al. Characteristic endoscopic findings in early–stage autoimmune gastritis. Endosc Int Open: DOI10.1055/a–2215–3284, 2023.

Summary

Comprehensive Understanding of Clinical, Laboratory, Endoscopic, and Pathologic Findings of Autoimmune Gastritis Based on Its Stage

Shuichi Terao[1], Shiho Suzuki,
Akihiko Nishizawa, Yukihiro Imai[2],
Ryoji Kushima[3]

The three stages of AIG（autoimmune gastritis），namely early, middle（active stage），and advanced or end–stage, along with the clinical, laboratory, endoscopic, and pathological findings in each stage have been described in this manuscript. The positivity rate and antibody titer of parietal cell antibodies peak in the middle stage, in contrast, the positivity rate of anti–intrinsic antibodies increases in the advanced or end stages.

Serum gastrin, PG（pepsinogen）I, and PG I/II ratio exhibited characteristic changes in accordance with the stage of the disease. Iron deficiency anemia tends to be more common in the early to active stages, while pernicious anemia gradually increases toward the advanced and end stage. Note the presence of AIG among the D group in ABC gastric cancer screening test and among refractory to repeated Helicobacter pylori eradication therapy. In endoscopic staging, the main endoscopic finding in the early stage is the swelling of areae gastricae, which reflects early to advanced florid stages of pathohistological staging. In the middle（active）stage, the remnant oxyntic mucosa provides endoscopic assessment of progression of AIG.

[1]Department of Gastroenterology, Kakogawa Central City Hospital, Kakogawa, Japan.

[2]Department of Diagnostic Pathology, Kakogawa Central City Hospital, Kakogawa, Japan.

[3]Department of Pathology, Shiga University of Medical Science, Otsu, Japan.

自身免疫性胃炎的病理组织学改变

九嶋 亮治 [1]

小寺 徹 [2]

寺尾 秀一 [3]

摘要 ● 自身免疫性胃炎的患者数量正在迅速增加。它也被称为自身免疫性化生性萎缩性胃炎，它是指壁细胞中的质子泵和从对维生素B$_{12}$吸收所必需的内因子的一些免疫反应开始，因自身抗体和自身反应性细胞之间产生的复杂相互作用而导致胃底腺细胞受损及胃底腺的黏膜萎缩和破坏，并成为肿瘤发生的诱因。因与自身免疫反应相关的萎缩会随着时间的推移而进展，因此提出了病理组织学的时相分类。伴随着壁细胞的变性、消失及淋巴细胞的浸润，固有腺被（假）幽门腺取代，导致 ECL 细胞增生和小凹上皮增生。随着萎缩的进展，还会出现完全的肠上皮化生以及固有腺体变得更加稀疏，最终淋巴细胞浸润不良。另外，还注意到与幽门螺杆菌感染相关的自身免疫性胃炎。在AIG中，因胃底腺黏膜中炎症及萎缩发生的不均一性，内镜诊断及病理学诊断之间的相互结合是很重要的。

关键词 ┃ 自身免疫性胃炎　组织学时相分类　胃活检　幽门腺化生　幽门螺杆菌

[1] 滋賀医科大学医学部病理学講座・臨床検査医学講座（附属病院病理診断科）
〒 520-2192 大津市瀬田月輪町　E-mail : kushima@belle.shiga-med.ac.jp
[2] 宇治徳洲会病院健診センター
[3] 加古川中央市民病院消化器内科

前言

　　自身免疫性胃炎（autoimmune gastritis，AIG）曾在欧美人（尤其是北欧的老年女性）中多见，而在日本少见及认识不足，但现在已没有种族或年龄差异。随着内镜医师和病理学家对 AIG 逐渐认识，即使在日本也不能再说它是一种罕见的疾病。AIG 是一种胃底区域受到广泛破坏和萎缩的疾病，并被认为能够产生逆萎缩模式（直到现在仍然很重要）。它被称为 "A 型胃炎"。由于上皮化生与萎缩一起发生，因此常被称为自身免疫性化生性萎缩性胃炎（autoimmune metaplastic atrophic gastritis，AMAG）。在 2002 年，有自身免疫性胃炎（autoimmune gastritis，AIG）的相关报告发表，其涉及的是在胃底腺细胞（壁细胞和主细胞）完全消失之前（before complete loss of oxyntic glands）的自身免疫性胃炎情况，因此，了解胃底腺黏膜随着时间推移而萎缩的过程中的 "组织学时相分类" 变得越发重要起来。

AIG的定义及病例发生、形成的基础

AIG 源于对壁细胞中负责分泌盐酸的质子泵（H^+/K^+-ATPase）以及由壁细胞分泌的、对维生素 B_{12} 的吸收必不可少的内因子（intrinsic factor）所产生的"某种自身免疫反应"，进而引发胃黏膜的慢性炎症。"某些自身免疫反应"的原因可能包括遗传易感性、其他自身免疫性疾病和幽门螺杆菌（Helicobacter pylori）胃炎的参与等。自身免疫性疾病中，最常合并自身免疫性甲状腺疾病，因此也被称为甲状胃综合征。与幽门螺杆菌的关联包括因幽门螺杆菌感染引起的胃黏膜损伤进而产生质子泵的自身抗体或者因幽门螺杆菌和质子泵之间蛋白质的相似性继发 T 细胞免疫反应。

以上原因产生的自身抗体和自身反应性（致敏）T 细胞的之间的复杂相互作用导致壁细胞受到自身免疫攻击，壁细胞损伤和酸分泌降低导致的负反馈效应，进而导致胃泌素水平升高。由于 T 细胞介导的针对壁细胞的自身免疫反应，使得壁细胞开始发生变性、消失，由此造成萎缩不断进展。伴随着萎缩出现了可以称之为"化生"的、相当于细胞进行补充替代的情况，再加上胃泌素所发挥的细胞增殖作用，使得胃底腺黏膜出现了多种多样的组织学变化〔小凹上皮的过度成熟、过度增生以及消化道嗜铬样细胞（enterochromaffin-like cell，ECL 细胞）的增多、过度增生〕。结果，使得贫血和维生素缺乏症进展，腺体也是肿瘤、腺癌、神经内分泌肿瘤等的发源地。

胃黏膜正常组织学

1. 活检部位和正常黏膜的结构

要从组织病理学上理解 AIG，正常的胃黏膜组织学必须了解。在 AIG 中，通常胃底腺的黏膜被认为是"萎缩的"，而胃窦部分的黏膜被认为是"正常的"。

更新的悉尼系统（USS）推荐进行五点活检（A1：胃窦小弯；A2：胃窦大弯；B1：胃体小弯；B2：胃体大弯；IA：胃角小弯）。日常工作中，常对 B2 和 A2（或加上 IA）的 2 个（或 3 个）点进行活检。

众所周知，在正常的胃黏膜中，B1 和 B2 是胃底腺型黏膜，IA、A1 和 A2 多为幽门腺型。然而，IA 是胃底腺的黏膜（腺体边界的黏膜），如果该部位是幽门腺类型的话，考虑可能是发生了萎缩。即使在 A2 中，也常见混有壁细胞，甚至可能存在完整的胃底腺。A1 通常多为幽门腺黏膜，但也可混有壁细胞。因此，幽门螺杆菌未感染的 AIG 中，胃窦部黏膜（A1、A2）也不一定是"正常的"。

2. 正常的胃底腺结构

正常的胃底腺黏膜是线性管状结构的密集集合。从位于缩窄的峡部至腺颈部的未成熟细胞（祖细胞）开始向着表层小凹上皮细胞分化（胃腺窝、胃小凹）；深部方向向壁细胞、颈黏液细胞和主细胞分化（胃腺）。幽门腺中存在的 G 细胞分泌的胃泌素能够促进壁细胞分泌盐酸。

主细胞从颈黏液细胞分化而来。"峡部"之上部分是"小凹上皮层"，峡部的下部是"壁细胞较多的层"（颈黏液细胞也包括在内，但通常难以理解，HE 染色标本上呈淡红色），最深的部分是含有较多主细胞的层（HE 染色标本上呈蓝色）（**图1**）。后两层有时被称为腺体和腺体基部。为方便起见，分别称它们为第一层、第二层和第三层。

免疫组织化学上，小凹上皮为 MUC5AC+，壁细胞为 H^+/K^+-ATP（proton pump）+，颈黏液细胞为 MUC6+/PG I（pepsinogen I）+，主细胞为 MUC6-/PG I +，ECL 细胞为 ChA（chromogranin A）+。一般来说，很少有医院有 ChA 以外的抗体。因此，AIG 的组织病理学诊断常规通过 HE 染色进行，ChA 用作辅助。

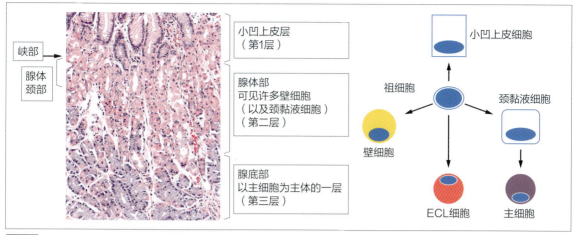

图1 正常胃底腺黏膜的构造与细胞分化。峡部以上为小凹上皮层（第1层），峡部以下有含有较多壁细胞的层（第2层），最深处为含有较多主细胞的层（第3层）。颈黏液细胞向主细胞分化成熟

AIG中炎症和萎缩的扩散：内镜诊断与活检病理诊断

AIG中胃底腺黏膜的自身免疫反应是非均一性的（**图2**）。炎症缺乏的区域已经在2003年就已经被定义为泌酸黏膜假性息肉（oxyntic mucosa pseudopolyp），但是这些区域并非都为息肉样，相反，日本的内镜医师评论说："残余胃底黏膜最近作为一个非常重要的发现引起了人们的关注。"内镜面的诊断和活检的点的诊断相结合技术对于AIG诊断至关重要。不仅萎缩区域，从残余胃底腺黏膜同时活检并进行对比，能够使病理诊断变得相对容易。另外，残余胃底腺黏膜并非完全正常，能够辅助诊断初期至早期的AIG。

随时间变化的病理组织学表现（表1，图3）

2016年有人提出，自身免疫性胃炎（AIG）的病理组织图像可依据由自身免疫机制导致的萎缩随时间的进展程度，分为早期、活跃期、终末期（early phase，florid phase，end stage）这三个阶段。在日本，日本消化器内镜学会的附属研究会于2023年提出了将其分为早期（early stage）、进展最盛期（advanced florid

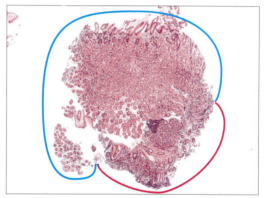

图2 统一活检标本中，可以看到自身免疫反应的非均一性，蓝线区域未见腺体萎缩，红线区域存在腺体萎缩

stage）、进展终末期（advanced end stage）的组织学标准（**表1**）。基于这些，笔者们绘制了组织学阶段分类的示意图（**图3**）。

由于炎症的发生是不均匀的，所以需要注意的是，根据活检部位的不同（或者即便在同一份活检组织内），病理组织学上的病期有可能是并存的（组织学时相会受到活检部位的影响）。

1. 初期至早期（initial-early phase/early stage）

指的是乍一看胃底腺黏膜结构仍得以保持的时期（**图4**）。由于壁细胞发生变性，胃黏

表1 自身免疫性胃炎的病理组织学时相分类

Lauwers GY的分类（部分修改）

早期	增生期	末期
・呈弥漫性至巢状，以深层为主的淋巴细胞、浆细胞浸润，T 细胞占优势，同时也混有嗜酸粒细胞和肥大细胞。淋巴细胞浸润到胃底腺内，可见凋亡小体 ・出现颈部黏液细胞增生（假幽门腺化生）以及幽门腺化生的情况 ・壁细胞假性肥大以及与之相伴的小隆起 ・出现胰腺上皮化生	・伴有淋巴细胞、浆细胞浸润的胃底腺高度萎缩乃至消失 ・颈黏液细胞过度增生（假幽门腺化生）以及幽门腺化生的进展 ・小凹上皮的延长（相对延长与绝对延长） ・出现完全型肠上皮化生 ・出现胰腺上皮化生 ・胃窦部黏膜（无炎症表现，G 细胞过度增生）	・胃底腺显著缩小，并且出现颈部黏液细胞过度增生（假幽门腺化生）以及幽门腺化生 ・完全型肠上皮化生的范围扩大 ・小凹上皮过度增生和小囊泡形成 ・胰腺上皮化生 ・形成增生性息肉（小凹上皮型） ・炎症细胞浸润消退（淋巴细胞聚集、淋巴滤泡呈散在分布）
	ECL 细胞过度增生（呈线状、小结节状、带状、管状）：与萎缩的程度呈比例	

自身免疫性胃炎诊断标准相关附属研究小组的新提议（组织学时相分类）

早期（early stage）	进展最盛期（advanced florid stage）	进展终末期（advanced end stage）
・正常胃底腺结构变得模糊不清。 ・壁细胞出现变性，向管腔内突出或脱落。 ・即便存在小凹上皮延长的情况，程度也较轻微。 ・主细胞轮廓变得模糊不清，且颈部黏液细胞出现过度增生。 ・真正的幽门腺型细胞很少出现。 ・无小肠型肠上皮化生。 ・消化道嗜铬样细胞（ECL 细胞）无过度增生或仅有线状过度增生（多于小结节状过度增生情况）。 ・胃底腺之间有淋巴细胞、浆细胞浸润。 ・胃底腺内部有 T 淋巴细胞浸润。	・假幽门腺化生、幽门腺化生的进展 ・壁细胞高度变性直至消失 ・小凹上皮/固有腺的比例升高 ・小肠型肠上皮化生（无至轻度） ・ECL 细胞过度增生（线状多于小结节状） ・胃泌素细胞过度增生（胃窦部黏膜）	・小肠型肠上皮化生（中度至高度） ・幽门腺型、颈部黏液腺（假幽门腺）型腺泡（少量） ・小凹上皮延长程度较高 ・消化道嗜铬样细胞（ECL 细胞）过度增生（线状多于小结节状） ・胃泌素细胞过度增生（胃窦部黏膜）

［Lauwers GY. Autoimmune gastritis. In Greenson JK, Lauwers GY, Owens SR, et al（eds）. Diagnostic Pathology：Gastrointestinal, 2nd ed. Elsevier, Philadelphia, pp 136–141, 2016；鎌田智有, 他. 自己免疫性胃炎の診断基準に関する附置研究会からの新提案. Gastroenterol Endosc 65：173–182, 2023より作成］

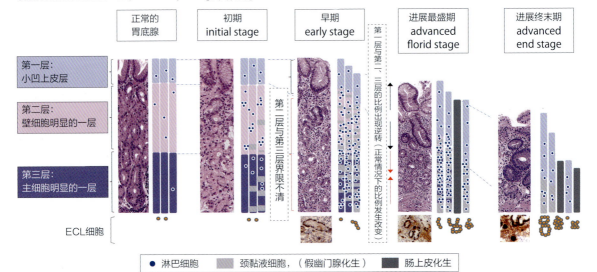

图3 AIG中，胃底腺黏膜不同时间轴病理组织学改变。胃底腺的3层结构不明显，伴有淋巴细胞浸润，壁细胞与主细胞变性消失，（假）幽门腺化生及进行性萎缩的模式化改变。随着萎缩的进展，ECL细胞增生显著，同时发生肠上皮化生。最终，淋巴细胞浸润缺乏
（寺尾秀一原图）

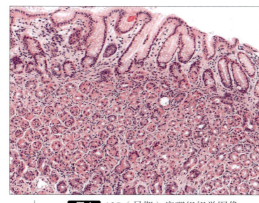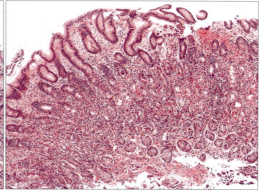

图4 AIG（早期）病理组织学图像

a 稍早期（初期）的病理组织学改变。看起来，萎缩不明显，胃底腺的结构不清晰，峡部、颈部以下深部黏膜可见较明显淋巴细胞浸润。笔者认为，这是较典型的早期AIG改变。

b 尤其胃底腺第2层，淋巴细胞浸润较明显，高倍镜下，可见壁细胞的变性（［PCP/假性肥大（pseudohypertrophy）］），可见轻度小凹上皮增生。

膜结构的改变开始出现。根据标本状态的不同，壁细胞的变性表现与人为假象有时难以区分，但能观察到细胞凋亡、空泡变性（parietal cell vacuolation）、向管腔内脱落的现象，还可观察到壁细胞假性肥大及突出表现（parietal cell pseudohypertrophy/protrusion，PCP）（**图4b**）。PCP是由高胃泌素血症引发的变化，服用质子泵抑制剂（proton pump inhibitor，PPI）、沃诺拉赞等药物也会导致该现象出现，不过自身免疫性胃炎（AIG）中的PCP与药物导致的相比，给人一种较为微弱的感觉。壁细胞即便受到损伤，也不会立即消失，而是使"胃底腺的分层结构"变得模糊不清（**图5**）。原本应该多存在于腺体部（第二层）的壁细胞开始能在腺底部被观察到（**图6**），而且有时还会形成伴有壁细胞过度增生的小型息肉状结节。

在Lauwers分类中，深部弥漫性或巢状淋巴细胞和浆细胞浸润是主要组织学特点（**图4**、**图6**、**图7**）特别是应该注意观察活检病理组织的微弱放大图像。稍早期AIG［应该称之为初期（intimal stage）］的胃底腺黏膜中，异常的淋巴细胞浸润（主要是T淋巴细胞）也是诊断的基础（**图7a**）。同时，胃底腺中也经常

观察到凋亡小体（**图7b**）。

随着壁细胞（和主细胞）的变性和消失，为了代偿，出现了产生黏液的细胞。具有与颈黏液细胞相同特征的细胞（MUC6和PGⅠ均为阳性）的黏液腺称为假幽门腺化生，与幽门腺细胞相同的特征细胞（MUC6阳性，PGⅠ阴性）的黏液腺称为幽门腺化生。前者假幽门腺上皮化生，是颈黏液细胞向胃底腺底部增生，以及主细胞的某些特征也会发生变化。如果它是"真正的"幽门腺化生，出现G细胞的情况相对较少。随着萎缩的发展，幽门腺化生比假幽门腺化生更多见。但是，一般不用免疫组织化学对假幽门腺化生和幽门腺化生进行分类，笔者将其统称为"（假）幽门腺化生"。

与胃腺体萎缩相对应的是，小凹上皮延长（小凹上皮增生）开始发生。ECL细胞增生（如下所述）并不明显（**图8a**），即使存在也很轻微（**图8b**），未观察到肠上皮化生。

2.活动期/进展最盛期（florid phase/advanced florid stage）

随着萎缩进展，胃底腺区有中度至高度淋巴细胞浸润，伴随着胃底腺消失，腺体密度降低，小凹上皮/胃底腺比增高，腺样上皮显示相对或绝对的增生。与峡部、腺颈部相比，炎

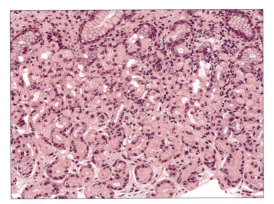

图5 胃底腺结构（尤其是第二层）变得不清晰。这是被认为属于文献12中超早期自身免疫性胃炎（AIG）的病例（与文献 12中不同的图像）。还可观察到轻度的淋巴细胞浸润

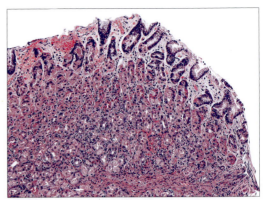

图6 AIG（早期）胃黏膜中壁细胞分布。第二层中，本应该大量的壁细胞在腺体底部才能观察到。与胃底腺相比，黏膜表层缺乏炎细胞浸润

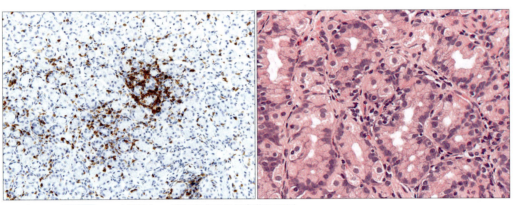

a | b　**图7** AIG（早期），胃底腺病理组织高倍视野图
a CD3免疫组化染色。浸润淋巴细胞多为T细胞。
b 胃底腺内可以看到凋亡小体。

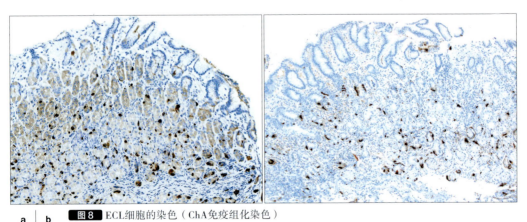

a | b　**图8** ECL细胞的染色（ChA免疫组化染色）
a 图6的连续切片。活性稍增加，但是难以确定为增生。
b 图4b的连续切片。可见ECL细胞的线状增生。

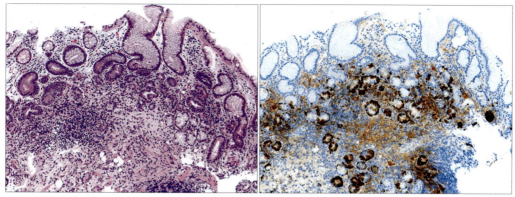

图9 自身免疫性胃炎（进展最盛期）的病理组织学图像①

a 胃底腺的萎缩不断进展，腺密度降低，小凹上皮与固有腺的比例升高，小凹上皮呈现出相对及绝对的增生情况。化生性（假）幽门腺中，重叠状的圆形细胞核较为明显，提示存在消化道嗜铬样细胞（ECL细胞）过度增生现象。可见淋巴细胞、浆细胞全层浸润，且从峡部往深部有浸润更强烈的倾向。

b ChA免疫组织化学染色图像。ECL细胞呈线状、管状、结节状的过度增生现象较为显著。

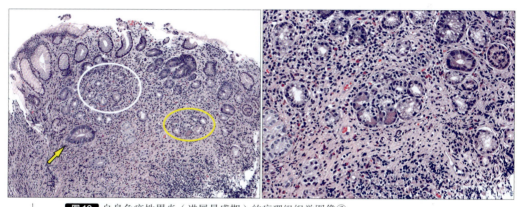

图10 自身免疫性胃炎（进展最盛期）的病理组织学图像②

a 看不到胃底腺的原有结构，化生性（假）幽门腺稀疏分布，同时伴有小凹上皮过度增生（图像左上角）。还能观察到肠上皮化生（黄色箭头）以及胰腺腺泡细胞化生（黄色圆圈）。淋巴细胞、浆细胞全层浸润的情况较为明显，尤其在胃腺周围浸润更为强烈（白色圆圈）。

b a的放大图像。胰腺腺泡细胞化生与（假）幽门腺同时出现。

性细胞浸润仍然在深部更加明显（**图9**）。

随着（假）幽门腺化生的进展，主细胞也变少，呈PCP改变的壁细胞在黏液细胞之间残留。

在此期间出现肠上皮化生（**图10**）。根据活检部位，已经出现肠上皮化生，可认为是AIG的进展期，而AIG胃底腺萎缩区域出现的肠上皮化生大多数是完全型的。吸收上皮，杯状细胞和潘氏细胞的出现，提示小肠型分化。

此外，在此期间通过HE染色检测到ECL细胞增生（**图9a**）。通过ChA染色看到的ECL细胞增生的组织学模式包括（**图9a**）线状（linear）、管状（tubular）、缎带状（ribbon-like）或结节状（nodular）（**图8b**，**图9b**），可以看到最初散在分布的ECL细胞变得连续（5个或更多），这可以称为ECL细胞增生。在进展最盛期，经常可以看到结节状ECL细胞增生。然而，服用PPI和沃诺拉赞也会导致ECL

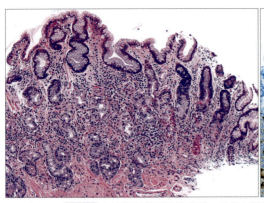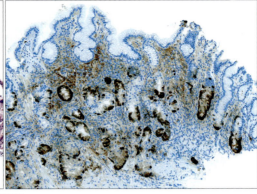

a | b

图15 幽门螺杆菌根除治疗后，呈现出明显的AIG
a 表层的炎症消退后，峡部、腺颈以下深部可见明显的炎性细胞残存。图像中央~右侧，可见壁细胞的变性（腺腔突出、假性肥大）。可见小凹上皮增生。
b ChA免疫组化染色。可见ECL细胞明显的线状增生，并可见小结节状增生。

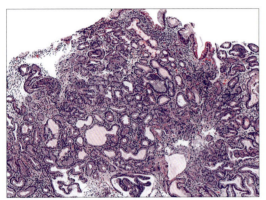

图16 AIG背景上发生的幽门腺腺瘤。大小不等的（假）幽门腺型腺体密集增生，形成息肉样隆起

表2 病理医生对内镜医生的需求

希望提供的信息	希望进行活检的部位
·是否怀疑自身免疫性胃炎（AIG） ·活检部位 ·怀疑自身免疫性胃炎的理由（包括内镜图像、甲状腺疾病等病史在内） ·如果有检测的话，抗胃壁细胞抗体值、胃泌素值以及维生素 B_{12} 值 ·幽门螺杆菌（H. pylori）感染情况	·不仅要对萎缩的胃体部黏膜进行（相关操作），还要包括非萎缩的胃体部黏膜（残留的胃底腺黏膜）以及胃窦部黏膜 ·在对萎缩黏膜进行活检时，要避开肠上皮化生区域（因为肠上皮化生较多的情况下评估会比较困难，而且在肠上皮化生的腺底部原本就有较多的内分泌细胞）

与AIG合并的肿瘤样病变和肿瘤

AIG 中，小凹上皮增生性息肉和假性息肉好发且多发。肿瘤中，ECL 细胞增生形成基于1 型 ECL 细胞神经内分泌肿瘤（NET），类似于幽门螺杆菌胃炎，也可继发腺瘤（肠型腺瘤和幽门腺瘤）和腺癌（分化型及未分化型）。AIG 是幽门腺瘤的"发生源泉"，这在欧洲和美国早已为人所知，最近在日本也频频遇到（**图16**）。此外，有报道称，与单纯的 AIG 相比，腺癌的发生风险在"幽门螺杆菌 +AIG"中会更高。

结论

在最近这四五年间，查看自身免疫性胃炎（AIG）活检组织的机会急剧增加。从病理医生的角度来说，有时候能提示是 AIG，有时候判断又会出现偏差，深切感受到与内镜医生协同合作的重要性。最后，把"病理医生对内镜医生的需求"汇总在**表2**中了。在此，不仅要感谢共同作者（寺尾、小寺），还要感谢平日里让笔者有幸查看众多 AIG 病例的各位内镜医生。

参考文献
[1]Torbenson M, Abraham SC, Boitnott J, et al. Autoimmune gastritis: distinct histological and immunohistochemical

findings before complete loss of oxyntic glands. Mod Pathol 15: 102–109, 2002.

[2]Lauwers GY. Autoimmune gastritis. *In* Greenson JK, Lauwers GY, Owens SR, et al（eds）. Diagnostic Pathology: Gastrointestinal, 2nd ed. Elsevier, Philadelphia, pp 136–141, 2016.

[3]鎌田智有，渡辺英伸，古田隆久，他．自己免疫性胃炎の診断基準に関する附置研究会からの新提案．Gastroenterol Endosc 65: 173–182, 2023.

[4]Strickland RG, Mackay IR. A reappraisal of the nature and significance of chronic atrophic gastritis. Am J Dig Dis 18: 426–440, 1973.

[5]D' Elios MM, Bergman MP, Azzurri A, et al. H（＋），K（＋）_ATPase（proton pump）is the target autoantigen of Th1-type cytotoxic T cells in autoimmune gastritis. Gastroenterology 120: 377–386, 2001.

[6]Doniach D, Roitt IM, Taylor KB. Autoimmune phenomena in pernicious anaemia. Serological overlap with thyroiditis, thyrotoxicosis, and systemic lupus erythematosus. Br Med J 1: 1374–1379, 1963.

[7]Negrini R, Lisato L, Zanella I, et al. *Helicobacter pylori* infection induces antibodies cross-reacting with human gastric mucosa. Gastroenterology 101: 437–445, 1991.

[8]Amedei A, Bergman MP, Appelmelk BJ, et al. Molecular mimicry between *Helicobacter pylori* antigens and H+, K-_adenosine triphosphatase in human gastric autoimmunity. J Exp Med 198: 1147–1156, 2003.

[9]Terao S, Suzuki S, Yaita, H, et al. Multicenter study of autoimmune gastritis in Japan: Clinical and endoscopic characteristics. Dig Endosc 32: 364–372, 2020.

[10]Dixon MF, Genta RM, Yardley JH, et al. Classification and grading of gastritis. The updated Sydney system. International Workshop on the Histopathology of Gastritis, Houston 1994. Am J Surg Pathol 20: 1161–1181, 1996.

[11]Nakajima S, Watanabe H, Shimbo T, et al. Incisura angularis belongs to fundic or transitional gland regions in *Helicobacter pylori*-naïve normal stomach: sub-analysis of the prospective multi-center study. Dig Endosc 33: 125–132, 2021.

[12]Terao S, Suzuki S, Kushima R. Histopathologic diagnosis of ultra-early autoimmune gastritis: A case report. Clin Case Rep 11: e7458, 2023.

[13]Krasinskas AM, Abraham SC, Metz DC. et al. Oxyntic mucosa pseudopolyps: a presentation of atrophic autoimmune gastritis. Am J Surg Pathol 27: 236–241, 2003.

[14]九嶋亮治．自己免疫性胃炎の初期像に迫る．病理と臨 39: 193–194, 2021.

[15]Kotera T, Takemoto T, Kushima R, et al. A case of autoimmune gastritis with fundic gland polyp-like pseudopolyps presenting with nodular enterochromaffin-like cell hyperplasia. Clin J Gastroenterol 14: 98–102, 2021.

[16]Kotera T, Oe K, Kushima R, et al. Multiple pseudopolyps presenting as reddish nodules are a characteristic endoscopic finding in patients with early-stage autoimmune gastritis. Intern Med 59: 2995–3000, 2020.

[17]Kotera T, Yamanishi M, Kushima R, et al. Early autoimmune gastritis presenting with a normal endoscopic appearance. Clin J Gastroenterol 15: 547–552, 2022.

[18]Wada Y, Nakajima S, Kushima R, et al. Pyloric, pseudopyloric and spasmolytic polypeptide-expressing metaplasias in autoimmune gastritis: a case series of 22 Japanese patients. Virchows Arch 479: 169–178, 2021.

[19]Haruma K, Kinoshita Y, Yao T, et al. Randomised clinical trial: 3-year interim analysis results of the VISION trial to evaluate the long-term safety of vonoprazan as maintenance treatment in patients with erosive oesophagitis. BMC Gastroenterol 23: 139, 2023.

[20]Jhala NC, Montemor M, Jhala D, et al. Pancreatic acinar cell metaplasia in autoimmune gastritis. Arch Pathol Lab Med 127: 854–857, 2003.

[21]Fuchino T, Wada Y, Kodama M, et al. Clinicopathological characteristics of pancreatic acinar cell metaplasia associated with *Helicobacter pylori* infection. BMC Gastroenterol 22: 289, 2022.

[22]Choudhuri J, Hall S, Castrodad-Rodriguez CA, et al. Features that aid identification of autoimmune gastritis in a background of active *Helicobacter pylori* infection. Arch Pathol Lab Med 145: 1536–1543, 2021.

[23]九嶋亮治．混合型胃炎―自己免疫性胃炎+*Helicobacter pylori*胃炎（A+B型胃炎）病理と臨 39: 1051–1053, 2021.

[24]Ihara T, Ihara N, Kushima R, et al. Rapid progression of autoimmune gastritis after *Helicobacter pylori* eradication therapy. Intern Med 62: 1603–1609, 2023.

[25]Kotera T, Nishimi Y, Kushima R, et al. Regression of autoimmune gastritis after eradication of *Helicobacter pylori*. Case Rep Gastroenterol 17: 34–40, 2023.

[26]Vieth M, Kushima R, Borchard F, et al. Pyloric gland adenoma: a clinico-pathological analysis of 90 cases. Virchows Arch 442: 317–321, 2003.

[27]Rugge M, Bricca L, Guzzinati S, et al. Autoimmune gastritis: long-term natural history in naïve *Helicobacter pylori*-negative patients. Gut 72: 30–38, 2023.

Summary

Histopathological Finding of Autoimmune Gastritis

Ryoji Kushima[1], Tohru Kotera[2],
Shuichi Terao[3]

AIG（autoimmune gastritis）diagnoses are rapidly increasing. AIG, also known as autoimmune metaplastic atrophic gastritis, starts as an immune response against the proton pump and intrinsic factor in gastric parietal cells, causing damage to fundic gland cells by the complex autoantibody and autoreactive T cell interaction. Epithelial tumors may occur during AIG. Autoimmune reaction-associated atrophy progresses over time ; thus histopathological chronological classifications have been proposed. Fundic glands are replaced by（pseudo）pyloric glands owing to parietal cell degeneration and lymphocytic infiltration ; enterochromaffin-like-cell hyperplasia and foveolar hyperplasia occur. Complete-type intestinal metaplasia appears, deep glands become sparser, and eventually, lymphocytic infiltration becomes scarce as atrophy progresses. *Helicobacter pylori* infection has attracted much attention in AIG pathogenesis. Inflammation and atrophy heterogeneously occur within the fundic gland mucosa ; thus coordinating endoscopically surface diagnosis with histopathological point diagnosis is crucial.

[1]Department of Pathology, Shiga University of Medical Science, Otsu, Japan.

[2]Department of Medical Examination, Uji-Tokushukai Medical Center, Uji, Japan.

[3]Department of Gastroenterology, Kakogawa Central City Hospital, Kakogawa, Japan.

自身免疫性胃炎的内镜诊断
——早期、中期、终末期的内镜所见
——AIG-atrophic stage（AIG-AS）的提案

丸山 保彦[1]

安田 和世[2]

马场 聪[3]

吉井 重人[1]

景冈 正信

大畠 昭彦

寺井 智宏

星野 弘典

稻垣 圭佑

乾 航

马场 皓大

丸山 巧

摘要● 自身免疫性胃炎（AIG）的内镜所见在疾病发展过程中有很大的变化，萎缩进展的方式也不一致。在判断病期时，可以参考病理组织学所见，但这只是"点"的诊断，并不能反映在胃底腺区域不均一进展的"胃整体"的病期。以往用来评价内镜下萎缩程度的木村·竹本分类是考虑 *Helicobacter pylori* 胃炎时使用的，很难适用于萎缩进展方式不同的本病。为了在一系列的时间轴上俯瞰 AIG，聚焦作为内镜检查诊断病期标准的残存胃底腺黏膜，提出了 AIG 萎缩分期（AIG-atrophic stage，AIG-AS）。

关键词	autoimmune gastritis　AIG-atrophic stage
	remnant oxyntic mucosa　病期诊断　*H. pylori* 感染

[1] 藤枝市立综合病院消化器内科　〒426-0077 藤枝市骏河台 4 丁目 1-11
　　E-mail：yasu-maruyama@hospital.fujieda.shizuoka.jp
[2] 静冈县立综合病院病理诊断科
[3] 浜松医科大学病理诊断科

前言

自身免疫性胃炎（autoimmune gastritis，AIG）的终末期即是 A 型胃炎的内镜所见，近年来随着"逆萎缩"这一理念被认知，在日常诊疗中发现的 AIG 的机会越来越多。最近，萎缩前和初期的病例也开始被发现。

2023 年发表的 AIG 诊断标准草案中的病理组织学所见中虽然分别对初期、中期和终末期各阶段有各自的记载，但各种所见如果都混杂在一个病例中，不同的活检部位有不同的分期所见，那么，仅通过"点"的病理诊断就不能表现出作为"整体像"的病期。此外，AIG 在其发展过程中有不同的内镜所见，而诊断标准草案中的内镜所见只提供了以进展期（终末期）为主的所见。在内镜下的萎缩评价方面，目前广泛应用于临床的木村·竹本分类，是按照 *H.pylori*（*Helicobacter pylori*）感染来进行评价的，这很难适用于以胃体部为中心发生炎症、萎缩的 AIG。

在时间轴上俯瞰 AIG 整体的形势逐渐向好的过程中，也需要作为"面"来评价萎缩程度、进展程度的指标。残存胃底腺黏膜（remnant oxyntic mucosa，ROM）是 AIG 特征性的内镜所见，随着病情进展逐渐缩小，在终末期消失。本文提出了以 ROM 作为内镜下萎缩程度评价指标的 AIG-AS。

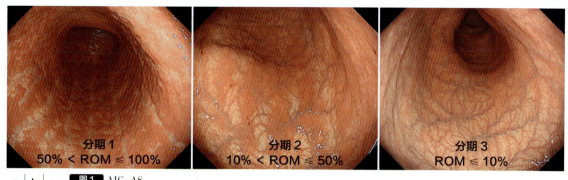

分期 1
50% < ROM ≤ 100%

分期 2
10% < ROM ≤ 50%

分期 3
ROM ≤ 10%

| a | b | c | **图1** AIG-AS

目的

提出 AIG 的内镜下萎缩程度和进展程度指标的提案。

对象和方法

以本院 2013—2022 年 10 年中确诊的 140 例 AIG 病例（男性 32 例，女性 108 例，平均年龄 69.4 岁 ±10.6 岁）为研究对象。AIG 的诊断必须有病理组织学所见，对于确认抗胃壁细胞抗体（parietal cell antibody，PCA）或抗内因子抗体（intrinsic factor antibody，IFA）阳性的病例进行以下讨论。

1. 内镜下萎缩·非萎缩的诊断和分类

首先，为了确认关于 AIG 内镜检查时萎缩部位和非萎缩波及的 ROM 的所见是否符合病理学，对 20 例确诊 AIG 病例的内镜下诊断萎缩·非萎缩的区域分别进行活检，对诊断基准草案与哪种病理学分期对应进行检讨。然后，对 ROM 的面积占比在胃底腺区域（胃体~胃底）的 100% 至 51%、50% 至 11%、10% 以下的各个占比进行分类，分别定义为 AIG-AS 1 期（早期）（stage 1）、2 期（中期）（stage 2）、3 期（终末期）（stage 3）（**图1**）。

2. 各阶段的年龄、血液学检查和贫血的发病率

AIG-AS 各阶段的年龄、血液学检查所见〔胃泌素，PCA，胃蛋白酶原 PG（pepsinogen）〕通过 Kruskal-Wallis test、Mann-Whitney U-test

with Bonferroni correction 进行比较并检验。此外，分别调查了各阶段的缺铁性贫血（iron deficiency anemia，IDA）和恶性贫血（pernicious anemaia，PA）的发病率。作为 IDA 的病例是在诊断 AIG 时内服铁剂的病例以及满足① Hb < 11.6 g/dL、②MCV < 80 或者 Fe < 40 μg/dL 的病例，PA 病例是在确诊 AIG 时补充维生素 B_{12} 的病例以及满足① Hb < 11.6 g/dL、②MCV > 100 或者维生素 B_{12} < 180 pg/mL 的病例。

3. 各阶段的胃癌及 NET 的发病率

调查了各阶段发生的胃癌和内镜可以识别的 NET（neuroendocrine cell tumor）的概率。由于胃癌也与 H. pylori 感染有关，将 AIG 分为与 H. pylori 无关的 pure AIG 和与 H. pylori 相关的 AIG，算出合并发生概率。pure AIG 暂定为 H. pylori 抗体低于 3 U/mL（必须），便中 H. pylori 抗原阴性（只统计检测病例），内镜下胃窦整体正常并且没有黄斑瘤的病例。

4. 各阶段的内镜所见

探讨各阶段的内镜所见〔黏附固定黏液，增生性息肉，白色球状物（white globe appearance，WGA），环形表现〕。此外，观察了早期病变中内镜下完全没有萎缩（ROM=100%）病例的内镜所见特征。

结果

1. 内镜下诊断萎缩·非萎缩的标准

内镜下诊断 ROM 的区域在病理学上胃腺

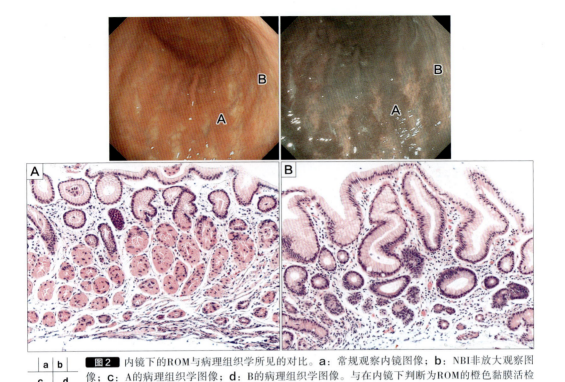

图2 内镜下的ROM与病理组织学所见的对比。a：常规观察内镜图像；b：NBI非放大观察图像；c：A的病理组织学图像；d：B的病理组织学图像。与在内镜下判断为ROM的橙色黏膜活检A中没有胃腺体萎缩相比，在旁边的褪色萎缩部位活检B中可见胃腺体消失，小凹上皮延长

体区域即使有炎症细胞浸润也是非常轻微的，尽管多少有些壁细胞的变化，腺窝长与胃腺体长的比例为1∶（2～4），是保持正常层结构的非萎缩黏膜。内镜下判断的萎缩区域部分相当于终末期，可见胃腺窝的延长及胃腺体的消失。全部病例中都确认了前述所见，内镜下的ROM确认为是非萎缩区域（**图2**）。

2. 各阶段的年龄、血液学检查所见及贫血的发病率

stage 1 有 9 例，stage 2 有 54 例，stage 3 有 77 例。年龄分布随着 stage 1～3 的进展而增高（**图3a**），各阶段的女性患者均多见。IDA 在各阶段都是 10% 左右，在 stage 1 没有 APCA，在 stage 2、3 开始增加（**图3b**）。PG Ⅰ，PG Ⅰ／Ⅱ比随着阶段的进展逐渐降低（**图3e、f**）。

3. 各stage的胃癌及NET的发病率

合并胃癌的在 stage 1 有 1 例（1 个病变），在 stage 2 有 12 例（17 例病变），在

stage 3 有 11 例（12 个病例），分别为 11%、22%、14%，多数为早期胃癌，进展期胃癌只有 stage 3 的 2 个病变。stage 1 的 1 个病变和 stage 3 的 3 个病变是低分化腺癌（por/sig），其他的都是管状腺癌（tub 1～2）。各阶段病例中，无 *H. pylori* 感染史的 pure AIG（stage 1 4 例，stage 2 23 例，stage 3 39 例）和 *H. pylori* 相关 AIG（stage 1 5 例，stage 2 31 例，stage 3 38 例），各个阶段的 *H. pylori* 相关 AIG 的癌症发生率均比 pure AIG 高。pure AIG 中，stage 1 中没有癌症发生，stage 2、3 中可见癌症发生病例（**图4**）。内镜下可识别的 NET 在 stage 2 有 1 例，在 stage 3 有 4 例。

4. 各阶段的内镜所见

各阶段的内镜所见中，黏附固定黏液、增生性息肉、WGA 随着阶段的进展逐渐明显。其中 WGA 的出现概率与阶段的进展显著相关（**图5**）。ROM=100% 的非萎缩病例的黏膜像中可见胃小区的肿大、发红（**图6**，[**病例1**]），

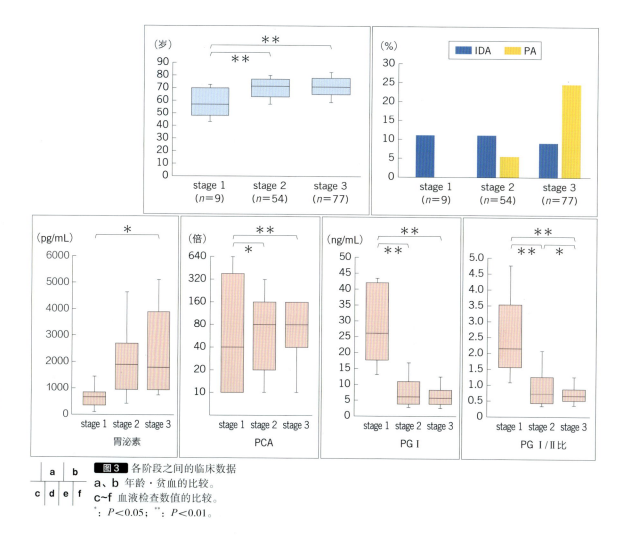

a		b
c	d	e	f

图3 各阶段之间的临床数据

a、b 年龄·贫血的比较。

c～f 血液检查数值的比较。

*: $P < 0.05$；**: $P < 0.01$。

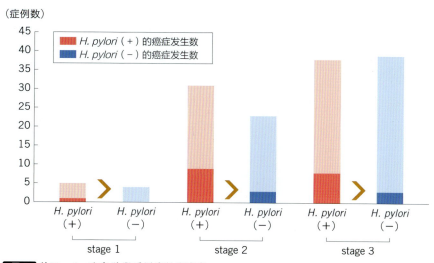

图4 从 *H. pylori* 和各阶段看胃癌的发病率

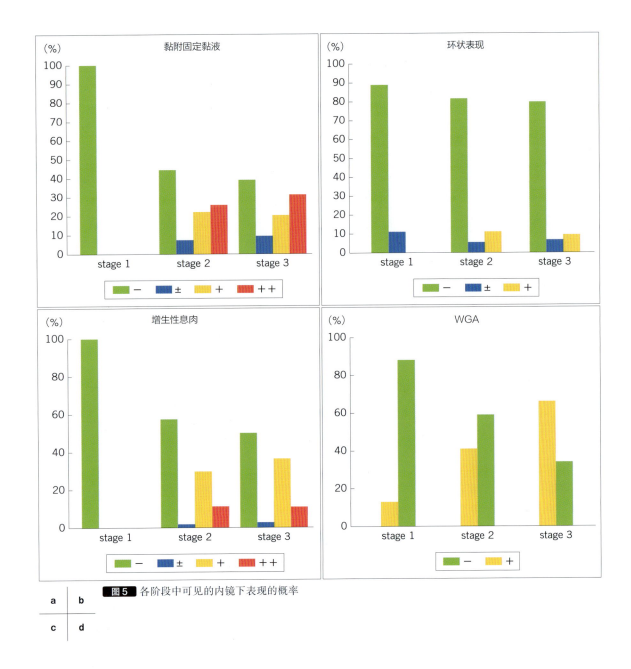

图5 各阶段中可见的内镜下表现的概率

a	b
c	d

这个所见在刚开始萎缩的早期病例（**图7**，[**病例2**]）中也能观察到，考虑是早期AIG的特征性所见。

病例展示

[**病例1**] stage 1（非萎缩病例，ROM=100%，**图6**）。40余岁，女性，APCA 640倍，胃泌素500 pg/mL，PGⅠ75.3 ng/mL，

PGⅡ36.8 ng/mL，PGⅠ/Ⅱ比2.0。

胃底腺黏膜的色调、皱襞是正常的，但观察不到RAC（regular arrangement of collecting venules）。抵近观察为轻度浮肿状，肿大的各个胃小区呈沟状分布（**图6a~d**）。靛胭脂喷洒染色强化了胃小区的黏膜模样，可见到与服用质子泵抑制剂（proton pump inhibitor，PPI）时观察到的铺路石状细小的颗粒状、马赛克状、

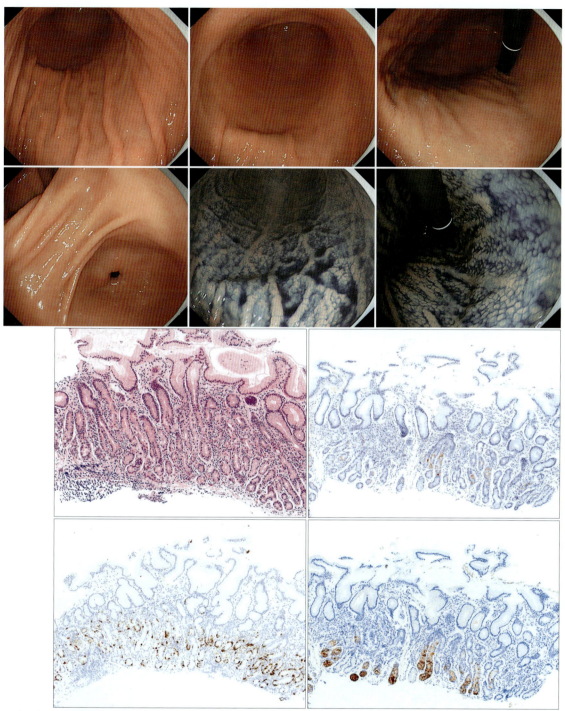

a	b	c
d	e	f
g	h	
i	j	

图6 ［病例1］stage 1（非萎缩病例，ROM=100%）

a~d 内镜图像。尽管是没有萎缩的胃底腺黏膜，也观察不到RAC。近距离观察为轻度浮肿样，肿大的各个胃小区被划分成沟状向外展开。

e、f 靛胭脂色素喷洒像。颗粒状、马赛克状、鲱鱼籽样肿大胃小区变得清晰。

g~j 胃体下部小弯的活检病理组织学图像（g：HE染色；h：H⁺/K⁺-ATPase；i：Chromogranin A；j：Pepsinogen）。胃体腺周围可见淋巴细胞浸润，胃体腺有缩短的趋势，壁细胞减少，伴有轻度的线状ECL细胞增生，显示出早期的病理组织学图像的特征。

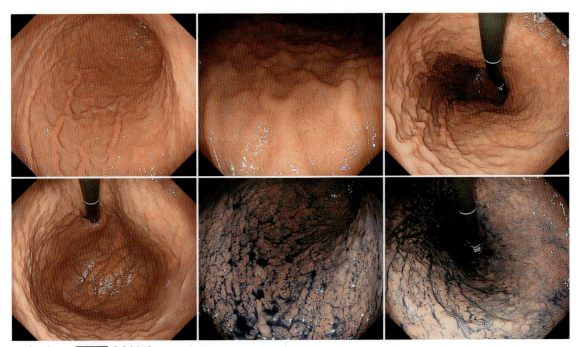

a	b	c
d	e	f

图7 ［病例2］stage 1（50%＜ROM≤100%）

a、b 胃体部俯视像。胃体部大弯的皱襞轮廓呈轻微凹凸不平，皱襞之间的胃小区轻度浮肿，发红。

b、d 胃体部、胃底部的仰视像。在胃体部小弯宽度变窄的部位可见萎缩。

e、d 靛胭脂喷洒像。皱襞的走行中断和肿大的胃小区变得清晰。

鲱鱼籽样一样的黏膜（**图6e、f**）。胃体下段小弯的活检病理组织学图像（**图6g**：HE 染色；**图6h**：H+/K+–ATPase；**图6i**：Chromogranin A；**图6j**：Pepsinogen）中可见在胃腺体周围有淋巴细胞浸润，胃腺体有缩短的倾向，壁细胞减少，伴有轻度的线状类肠嗜铬细胞（ECL 细胞）增生，表现出早期的病理组织学图像的特征。

［**病例2**］ stage 1（50% < ROM ≤ 100%，**图7**）。40 余岁，男性。APCA 640 倍，胃泌素 730 pg/mL，PG Ⅰ 38.2 ng/mL，PG Ⅱ 13.1 ng/mL，PG Ⅰ / Ⅱ比 2.9。

常规观察，大弯皱襞的轮廓呈轻度凹凸不平，抵近观察，皱襞间黏膜的胃小区轻度肿大、发红（**图7a、b**）。仰视看到的萎缩区域仅在胃体小弯宽度变窄的区域内（**图7c、d**）。大弯的靛胭脂喷洒像强化了皱襞走行的中断和细分的胃小区（**图7e，f**）。

［**病例3**］ stage 1（50% < ROM ≤ 100%，**图8**）。60 余岁，女性。APCA 160 倍，PG Ⅰ 22.1 ng/mL，PG Ⅱ 10.6 ng/mL，PG Ⅰ / Ⅱ比 2.1。在胃体部，萎缩区域呈线状纵行，局部有横向走行。与大弯相比，小弯的萎缩范围占优势，ROM 判断为 70% 左右（**图8a、d**）。在 NBI（narrow band imaging）及靛胭脂喷洒下，ROM 可以被清晰地识别（**图8b、c、e、f**）。在早期～中期的病例中可以看到这种"纵行萎缩模式"。

［**病例4**］ stage 2（10% < ROM ≤ 50%，**图9**）。60 余岁，女性。APCA 160 倍，胃泌素 2600 pg/mL，PG Ⅰ 4.1 ng/mL，PG Ⅱ 7.1 ng/mL，PG Ⅰ / Ⅱ比 0.6。

俯视观察，胃体大弯的中部可见增生性息肉，其口侧及肛侧稍微偏离一点的部位可见边界不清的橙色 ROM（**图9a、b**），NBI 观察下呈茶色（**图9e**），靛胭脂色素喷洒像中可见边界不清的平坦隆起（**图9f**）。仰视观察，在胃体上部～胃底的黏膜没有萎缩，ROM 判定为 33%（**图9c、d**）。

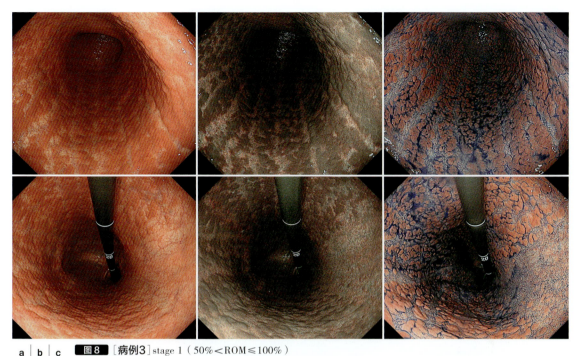

a	b	c
d	e	f

图8 ［病例3］stage 1（50%＜ROM≤100%）

a~c 胃体部的俯视像。**a**：常规内镜图像；**b**：NBI非放大图像；**c**：靛胭脂色素喷洒像。
d~f 胃体部的仰视像。**d**：常规内镜图像；**e**：NBI非放大图像；**f**：靛胭脂色素喷洒像。在胃体部，狭窄的萎缩黏膜纵行分布，随处可见横向连接。萎缩以小弯为主，ROM判断为70%左右。

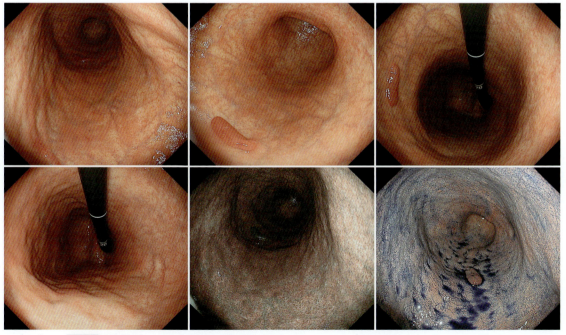

a	b	c
d	e	f

图9 ［病例4］stage 2（10%＜ROM≤50%）

a、b 胃体部俯视像。在胃体部大弯可见增生性息肉，其口侧和肛侧可见边界不清的橙色ROM。
c、d 仰视像。胃体上部~胃底部的黏膜没有萎缩。
e NBI图像。在大弯的a处可见茶色的ROM。
f 靛胭脂色素喷洒像。ROM呈边界不清晰的平坦隆起。

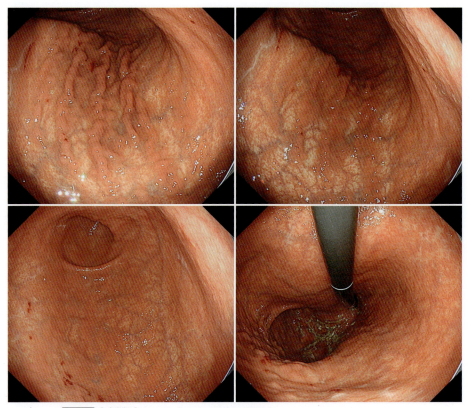

<table>
<tr><td>a</td><td>b</td></tr>
<tr><td>c</td><td>d</td></tr>
</table>

图10 ［病例5］stage 2（10%＜ROM≤50%）

a、b 给气伸展胃体上部大弯的皱襞，皱襞之间的萎缩黏膜与以皱襞为中心的ROM相互纵行，呈条纹状。

c、d 纵行的萎缩延续至胃体中下部，前后壁和小弯萎缩。胃底部有黏附固定黏液附着。

［**病例5**］ stage 2（10%＜ROM≤50%，图10）。60余岁，女性。APCA 320倍，胃泌素2300 pg/mL，PGⅠ13.5 ng/mL，PGⅡ10.7 ng/mL，PGⅠ/Ⅱ比1.3。

虽然胃体上部大弯的皱襞还有残留，送气扩张后，皱襞之间的黏膜呈褪色调，萎缩部分与ROM呈相互纵行的条纹状（**图10a、b**）。这种"纵行萎缩"或者"纵行ROM"是在萎缩进展过程中经常看到的所见。纵行萎缩在胃体的中下部相互连接，萎缩黏膜扩展到胃体部的前后壁及小弯。胃底部附着黏附固定黏液（**图10c、d**）。

［**病例6**］ stage 3（ROM≤10%，**图11**）。60余岁，女性。APCA 80倍，胃泌素2000 pg/mL，PGⅠ4.6 ng/mL，PGⅡ4.4 ng/mL，

PGⅠ/Ⅱ比1。

在胃体～胃底部没有看到明显的ROM，整体呈均一的萎缩，在胃体大弯、近贲门处可见发红的较小的增生性息肉（**图11a、b**）。胃窦部是伴有轻度条形发红的、平滑而有光泽的黏膜（**图11c**）。仰视观察胃体上部，可见细小的萎缩黏膜样改变，其中可见小的增生性息肉（**图11d**，黄色箭头），附近存在的WGA在靛胭脂喷洒观察和NBI观察下变得更加明显（**图11e、f**）。WGA多见于萎缩的小弯～胃底部。

［**病例7**］ stage 3（ROM≤10%，**图12**）。80余岁，男性。APCA 10倍，IFA阳性，胃泌素1200 pg/mL，PGⅠ4.3 ng/mL，PGⅡ9.1 ng/mL，PGⅠ/Ⅱ比0.5。

在整体萎缩的背景黏膜中，胃体下部前壁

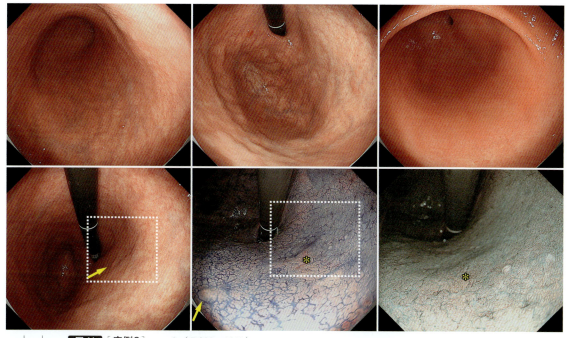

a	b	c
d	e	f

图11 ［病例6］stage 3（ROM≤10%）

a、b 常规观察图像。胃体部~胃底部整体呈均一的萎缩，在胃体部大弯、近贲门处可见发红的小增生性息肉。

c 常规观察图像。胃窦部是伴有轻度条形发红的、平滑而有光泽的黏膜。

d 仰视像。在胃体上部小弯可见小的增生性息肉（黄色箭头）。

e 靛胭脂色素喷洒像。在增生性息肉（黄色箭头）的附近可见多个WGA。

f NBI低倍放大图像。WGA清晰可见（e与f的*标记是同一部位）。

可见多个小隆起（**图12a**），NBI下放大观察，前壁侧的2个隆起有小凹上皮的增生（**图12b**），大弯侧的缓坡样隆起部分有规整的网状血管，可知是ROM（**图12c**）。与ROM难以鉴别的小隆起在NBI模式下就容易区分了。

讨论

AIG的历史很久远。近年来，AIG在日本发现的病例逐渐增多。不仅发现终末期的A型胃炎，萎缩较少的AIG的病例也见诸报道，全面理解早期~终末期疾病的趋势越来越强。由于AIG在疾病发展的过程中，疾病状态、内镜所见以及并发的疾病在不断地发生变化，因此必须进行全面审视。

此次着眼于作为萎缩程度·进展程度指标的ROM，将AIG分为AIG-AS 1~3期（stage 1~3）。ROM通常在内镜下是橙色

光滑的黏膜，在NBI下被识别为茶色区域（**图8b、e，图9e**）。但是，NBI下的茶色区域未必是ROM，要加以注意。ROM有时在靛胭脂喷洒染色下会变得清晰（**图8c**），但在相对早期时的广范围ROM有时很难作为区域被识别出来（**图7e**）。此外，在终末期经常看上去是ROM样的小隆起在NBI模式下抵近观察时往往是小的增生性息肉（**图12**）。小的ROM的有无对AIG-AS的影响比较小，没有必要每次都用NBI放大观察来确认ROM，在判断不清的时候推荐在常规观察下并用靛胭脂喷洒染色及NBI进行辅助诊断。

AIG-AS从各阶段的血液学检查结果及并发疾病的差异反映了病情状态，对临床也是非常有用的。PG的改变显示了与*H. pylori*胃炎的萎缩进展同样的变化，而胃泌素与*H. pylori*相比，在疾病的早期就是高值，这是本病的一

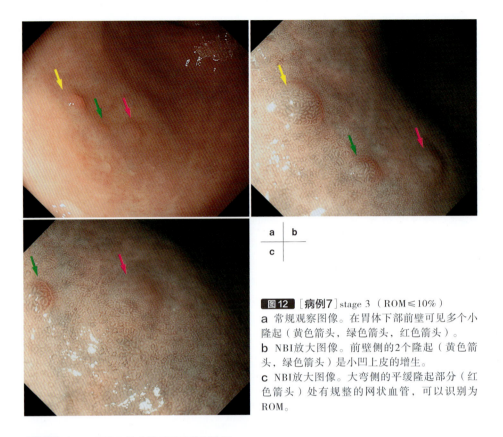

a	b
c

图12 ［病例7］stage 3（ROM≤10%）
a 常规观察图像。在胃体下部前壁可见多个小隆起（黄色箭头，绿色箭头，红色箭头）。
b NBI放大图像。前壁侧的2个隆起（黄色箭头，绿色箭头）是小凹上皮的增生。
c NBI放大图像。大弯侧的平缓隆起部分（红色箭头）处有规整的网状血管，可以识别为ROM。

表1 AIG不同阶段的内镜所见及鉴别诊断

AIG-AS	ROM	内镜所见	鉴别诊断
stage 1（初期）	50%＜ROM≤100%	·胃小区的发红和肿大（颗粒状、马赛克状、鲱鱼籽状）	*H. pylori*感染性胃炎 门静脉高压性胃炎
stage 2（中期）	10%＜ROM≤50%	·各种形态、大小的ROM ·增生性息肉（中~大） ·WGA	*H. pylori*既往感染萎缩性胃炎 CG
Stage 3（终末期）	ROM≤10%	·血管透见明显的高度萎缩 ·黏附固定黏液 ·WGA ·增生性息肉（小）	*H. pylori*既往感染O-p萎缩性胃炎

个特征。APCA在早期表现为高值，然后逐渐变低，考虑是因为作为免疫细胞靶点的壁细胞在终末期减少的缘故。同样的结果在病理学上进行各阶段的研究也有报道。stage 3的PA发病率较高，与PA作为终末期的症状是一致的。

关于癌症的发病，尽管pure AIG的stage 2、3有一定程度的进展背景黏膜，但无论哪个阶段都是与*H. pylori*相关的AIG发病率高，考虑*H. pylori*的影响比较大。关于AIG的癌症发病，没有*H. pylori*就没有癌症发病的欧美观点备受关注，而日本则提出了反驳，正处于讨论的高潮。

各阶段的内镜所见参见**表1**。在本次讨论中明确了作为A型胃炎的次要所见出现率最高的黏附固定黏液出现在以stage 3（终末期）为中心的阶段，增生性息肉也出现在stage 2（中期）

以后（在 stage 3 时比较小），WGA 随着病情的进展而增加。也有人认为 WGA 是反映高胃泌素血症的所见，与 AIG 胃泌素的变化过程联动这一点也比较有意思。总结各阶段的内镜所见，在 stage 1（早期），小结节状、颗粒状、马赛克状、鲱鱼籽状的胃小区模样及肿大是其特征性所见，这些是要与 *H. pylori* 感染性胃炎、门静脉高压性胃炎等相鉴别的所见。在 stage 2（中期），隆起型~平坦型的各种形态、片状~岛状等大小不同的 ROM 是其特征。与中期 AIG 类似的是胶原性胃炎（collagenous gastritis，CG），但 CG 的残存胃底腺黏膜的中央是平板状~盆状的浅凹陷，这是一个鉴别点。AIG 的 ROM 没有形成凹陷的形态可能是由于受到炎性细胞浸润及高胃泌素血症的影响，引起壁细胞的膨大，PCP 样的改变造成的。但是，在萎缩较少的早期 CG 时，没有活检的话很难与早期、中期的 AIG 相鉴别。stage 3（终末期）时，ROM 呈点状或者消失，由于高度的胃体萎缩，血管透见明显，呈"平板"样外观，黏附固定黏液及 WGA 也变得高发。有时与 *H. pylori* 胃炎（D 组）的鉴别也很困难，但这些存在也许是个线索。

AIG-AS 反映了病情的状态和并存的疾病，因此认为在临床方面也很有意义，这个分期不只是在 AIG 的进展过程中处于哪个位置的指标，期待能够通过了解各阶段的内镜所见更早地发现 AIG。

结语

此次，以 ROM 为指标，尝试了对 AIG 进行分期。随着被诊断为 AIG 的病例不断增加，在讨论病情状态、内镜所见及并发疾病时，需要显示进展程度的共同指标。在本次的研究中，特别是早期的病例比较少，有必要进一步研究，如果这个 AIG-AS 能够成为讨论的跳板，笔者将感到非常荣幸。

最近，报道了内镜下没有萎缩，APCA 也阴性的，只有病理学上提示是 AIG 起始的超早期病例。内镜下识别不出来的萎缩开始的潜伏期，在长期的发展过程中，其病情状态可能也不相同。虽然本次将像［**病例 1**］那样的 ROM=100% 的病例包含在 stage 1 中，但是有可能需要把完全没有萎缩状态的作为 stage "0"进行单独研究。此外，也有人认为应该将 *H. pylori* 相关性 AIG 与 pure AIG 的进展程度分开进行讨论。

最后，虽然有点脱离主题，但想在 AIG 的诊断标准中强调一下"APCA10（~ 20）倍"的不确定性。很早以前，APCA 的高假阳性率就被视为一个问题。在诊断标准中也注释了"尽管 10 倍以上作为阳性，考虑到假阳性的问题，今后有变更的可能性"。为了明确 AIG 的正确病情状态，有必要尽可能地排除非 AIG，研究有病理学证据的真正 AIG。希望建立更准确的 APCA 测定体系，并适用于医疗保险。

致谢

借此，对以春间贤先生为中心的AIG诊断标准制作核心成员、对AIG的诊断标准的确立及其临床病理学意义研究会的老师们致以深深的感谢。

参考文献

[1] Kotera T, Yamanishi M, Kushima R, et al. Early autoimmune gastritis presenting with a normal endoscopic appearance. Clin J Gastroenterol 15: 547–552, 2022.

[2] Ayaki M, Aoki R, Matsunaga T, et al. Endoscopic and upper gastrointestinal barium X–ray radiography images of early–stage autoimmune gastritis: A report of two cases. Intern Med 60: 1691–1696, 2021.

[3] Kishino M, Yao K, Hashimoto H, et al. A case of early autoimmune gastritis with characteristic endoscopic findings. Clin J Gastroenterol 14: 718–724, 2021.

[4] 鎌田智有，渡辺英伸，古田隆久，他．自己免疫性胃炎の診断基準に関する附置研究会からの新提案．Gastroenterol Endosc 65: 173–182, 2023.

[5] Kimura K, Takemoto T. An endoscopic recognition of the atrophic border and its significance in chronic gastritis. Endoscopy 1: 87–97, 1969.

[6] 寺尾秀一，鈴木志保，西澤昭彦．自己免疫性胃炎—疫学，新しい知見にもとづく病期を意識した臨床診断．日消誌 119: 502–510, 2022.

[7] Terao S, Suzuki S, Yaita H, et al. Multicenter study of autoimmune gastritis in Japan: Clinical and endoscopic characteristics. Dig Endosc 32: 364–372, 2020.

[8] 丸山保彦．残存胃底腺黏膜．春間賢（監）．胃炎の京都分類改訂第3版．日本メディカルセンター，pp 91–92, 2023.

[9]丸山保彦，安田和世，吉井重人．自己免疫性胃炎の発癌リスクの検討―萎縮度の点からも含めて．Gastroenterol Endosc 65（Suppl 1）：806, 2023.

[10]春間賢，鎌田智有，春藤譲治．古くて新しい疾患，自己免疫性胃炎．日消誌 119：493-501, 2022.

[11]丸山保彦，吉井重人，寺井智宏．自己免疫性胃炎の内視鏡診断．日消誌 119：511-519, 2022.

[12]Nishizawa T, Watanabe H, Yoshida S, et al. Decreased anti-parietal cell antibody titer in the advanced phase of autoimmune gastritis. Scand J Gastroenterol 57: 143-148, 2022.

[13]Rustgi SD, Bijlani P, Shah SC. Autoimmune gastritis, with or without pernicious anemia: epidemiology, risk factors, and clinical management. Therap Adv Gastroenterol 14: 17562848211038771, 2021.

[14]Rugge M, Bricca L, Guzzinati S, et al. Autoimmune gastritis: long-term natural history in naïve *Helicobacter pylori*-negative patients. Gut 72: 30-38, 2023.

[15]Arai J, Niikura R, Hayakawa Y, et al. Autoimmune gastritis may be less susceptible to cancer development than *Helicobacter pylori*-related gastritis based on histological analysis. Gut 2023 doi: 10.1136/gutjnl-2023-330052 〔Epub ahead of print〕.

[16]Nishiyama N, Kobara H, Ayaki M, et al. White spot, a novel endoscopic finding, may be associated with acid-suppressing agents and hypergastrinemia. J Clin Med 10: 2625, 2021.

[17]小寺徹，九嶋亮治．自己免疫性胃炎の初期像．春間賢（監）．胃炎の京都分類改訂第3版．日本メディカルセンター，pp 113-114, 2023.

[18]小林正明，佐藤祐一，上村顕如，他．胃・十二指腸におけるcollagenous colitis類似病変の特徴．胃と腸 44：2019-2028, 2009.

[19]山田洋介，芳澤社，海野修平，他．中年男性にみられたcollagenous gastritisの1例．胃と腸 57：971-978, 2022.

[20]丸山保彦，吉井重人，景岡正信，他．A型胃炎の画像所見―通常内視鏡所見を中心に．胃と腸 54：998-1009, 2019.

[21]Terao S, Suzuki S, Kushima R. Histopathologic diagnosis of ultra-early autoimmune gastritis: A case report. Clin Case Rep 11: e7458, 2023.

Summary

Endoscopic Diagnosis of Disease Stage of Autoimmune Gastritis Using a Proposed Autoimmune Gastritis Atrophic Stage

Yasuhiko Maruyama[1], Kazuyo Yasuda[2],
Satoshi Baba[3], Shigeto Yoshii[1],
Masanobu Kageoka, Akihiko Ohata,
Tomohiro Terai, Hironori Hoshino,
Keisuke Inagaki, Wataru Inui,
Kodai Baba, Takumi Maruyama

Endoscopic findings in AIG（autoimmune gastritis）change diversely and the accompanying atrophic progression varies during the course of illness. Pathological findings are helpful in determining the disease stage ; however, they are only "point" diagnoses and do not necessarily reflect the disease stage of the entire stomach, which progresses unevenly, particularly in the oxyntic mucosa. The Kimura‐Takemoto classification, which is used to evaluate the degree of atrophy, is based on *Helicobacter pylori* gastritis and is unsuitable for the varying atrophic progression in AIG. To encapsulate AIG disease progression in a time scale, we propose the AIG atrophic stage, which focuses on the remnant oxyntic mucosa as an indicator for determining the disease stage by endoscopy.

[1]Department of Gastroenterology, Fujieda Municipal General Hospital, Fujieda, Japan.
[2]Department of Pathology, Shizuoka Prefectural General Hospital, Shizuoka, Japan.
[3]Department of Pathology, Hamamatsu University School of Medicine, Hamamatsu, Japan.

自身免疫性胃炎背景下的胃癌临床病理学特征

池上 幸治[1]

藏原 浩一

大城 由美[2]

白井 慎平[1]

野坂 佳爱

江头 信二郎

水江 龙太郎

下司 安春

田中 雄志

森山 麟太郎

原 裕一[3]

八板 弘树[4]

摘要●自身免疫性胃炎（AIG）是胃癌发生的基础疾病，随着幽门螺杆菌（*Helicobacter pylori*，*H. pylori*）感染的减少，其作为胃癌背景疾病的重要性相对增加。本文对194例AIG患者进行了回顾性研究，其中36例（18.6%）合并47处胃癌病灶,与未合并胃癌的患者相比，合并胃癌的患者年龄更大、内镜下观察到黏液附着阳性率更低、活检标本胃窦的肠上皮化生评分更高（新悉尼系统评估）。AIG合并的胃癌特征为0-Ⅱa型早期癌，典型表现为胃型分化型腺癌。此外，在AIG患者中还发现26例（13.4%）胃腺瘤，其中4例胃癌4处病变是由胃腺瘤随访恶变而来的，这表明胃腺瘤也需要引起关注。

关键词　**自身免疫性胃炎　胃癌　腺瘤　内镜　A型胃炎**

[1] 松山赤十字病院胃肠センター　〒790-8524 松山市文京町1
　　E-mail : kikegami56@aol.com
[2] 同　病理诊断科
[3] 原クリニック
[4] やいた内科・内视镜クリニック

前言

在日本，自身免疫性胃炎（AIG）一直被认为是一种罕见疾病，但近年来，以内镜检查为主要诊断的AIG的病例有所增加。AIG是胃癌的已知基础病变，随着幽门螺杆菌感染的减少，其作为胃癌背景疾病的重要性相对增加。然而，AIG合并胃癌的临床特征尚存很多未知之处，本文对AIG及AIG合并胃癌的临床病理学特征进行了回顾性研究。

研究对象和方法

研究对象为2006年1月至2023年8月在我科确诊为AIG的194例患者，我们比较了胃癌合并病例和未合并病例的临床特征，并回顾性分析了合并胃癌患者的临床病理学特征。本研究中，AIG的诊断标准为：怀疑AIG的内镜检查结果，与AIG不矛盾的病理组织学结果，以及自身抗体阳性［抗胃壁细胞抗体（APCA）或抗内因子抗体（IFA）］。幽门螺杆菌感染诊断标准如下：采用免疫组织化学染色镜检法或粪便抗原检测法，任一结果阳性者可判定为现症感染；血清IgG抗体（生研Denka Co., Ltd.公司）阳性（>10.0 U/mL）或既往有现症感染史且已除菌成功的病例可判定为既往感染；除此之外的其他情况均归为未感染状态。根据Yao等报道的胃癌细胞的特征分类方法，采用胃型标志物（MUC5AC、MUC6）和肠型标志物

表1 194例AIG的临床特征

平均年龄	73.4岁 ± 10.6岁
性别比例（男性：女性）	80：114
*H.pylori*感染状态	
现症感染	13例（6.7%）
既往感染	32例（16.5%）
未感染	149例（76.8%）
抗胃壁细胞抗体阳性	175例（90.2%）
抗内因子抗体阳性	103例（53.1%）
血清胃泌素中位值（*n*=149）	2620 pg/mL（1291 ~ 4231 pg/mL）
合并恶性贫血	61例（31.4%）
合并自身免疫性甲状腺炎	97例（50.0%）
合并1型糖尿病	9例（4.6%）
残余胃底腺黏膜（ROM）	
50%＜ROM≤100%	33例（17.0%）
10%＜ROM≤50%	88例（45.4%）
ROM≤10%	73例（37.6%）
胃黄色瘤阳性	70例（36.1%）
合并胃增生性息肉	74例（38.1%）
ECM阳性	107例（55.2%）
合并胃癌	36例（18.6%）
合并胃腺瘤	26例（13.4%）
合并胃NET	9例（4.6%）

（MUC2、CD10）对所有病例进行免疫组织化学染色，以超过10%的肿瘤细胞阳性为判定标准，分为胃型、胃肠混合型、肠型以及无法明确分类的类型。

结果

1. AIG的临床特征（表1）

表1显示了194例AIG患者的临床背景。平均年龄73.4岁 ±10.6岁，性别比（男：女）为80：114。*H.pylori*感染状态为现症感染13例（6.7%）、既往感染32例（16.5%）和未感染149例（76.8%）。APCA阳性175例（90.2%），IFA阳性103例发（53.1%），血清胃泌素中位数（范围，全部病例采用RIA PEG法测定）在149例可测量病例中为

2620 pg/mL（1291 ~ 4231 pg/mL）。此外，61例（31.4%）伴有恶性贫血，97例（50.0%）合并多内分泌腺自身免疫综合征（APS）3B型中的自身免疫性甲状腺炎，9例（4.6%）伴有1型糖尿病。根据本书丸山文中所示的残余胃底腺黏膜（remnant oxyntic mucosa，ROM）内镜分期分类方法，50%<ROM≤100%的病例有33例（17.0%），10%<ROM≤50%的病例有88例（45.4%），ROM≤10%有73例（37.6%）。其他内镜检查结果包括胃黄色瘤70例（36.1%）、增生性息肉74例（38.1%），活检或切除标本的病理组织学检查发现107例（55.2%）内分泌细胞微巢（ECM）。随访观察中，上皮性肿瘤包括胃癌36例（18.6%）47处病变，胃腺瘤26例（13.4%）31处病变，神经内分泌肿瘤（neuroendocrine tumor，NET）9例（4.6%）17处病变。

2. AIG合并胃癌与未合并胃癌病例的临床特征比较（表2）

比较36例合并胃癌病例和158例未合并胃癌病例，结果显示：合并组诊断AIG时的平均年龄为77.8岁，而未合并组为72.5岁，合并组年龄显著更高。合并组性别比（男性：女性）为18：18，未合并组为62：96，两组间无显著性差异。此外，幽门螺杆菌感染状态、恶性贫血、自身免疫性甲状腺炎、1型糖尿病的合并率、血液检查中APCA和IFA阳性率以及血清胃泌素水平在两组间均无显著差异。内镜检查结果显示，胃体部ROM比例在两组间无显著性差异，但未合并组（87例，55.1%）黏液附着率显著高于合并组（10例，27.8%），此外，胃黄色瘤、增生性息肉、腺瘤、NET阳性率方面也未观察到在两组间存在显著差异。病理组织学结果显示，ECM有无在两组间无显著差异，但在胃窦大弯和胃体大弯两点采用新悉尼系统对各项目进行比较时，发现胃窦大弯的肠上皮化生在胃癌合并病例中显著更高。

3. AIG合并胃癌的临床病理学特征（表3）

在36例AIG患者中发现47处胃癌病变。

表2 AIG合并胃癌与未合并胃癌病例的临床特征比较

	合并胃癌（n=36）		未合并胃癌（n=158）		p值
AIG诊断年龄	77.8岁±8.3岁		72.5岁±10.9岁		0.063
性别比例（男性：女性）	18：18		62：96		0.237
幽门螺杆菌感染状态					0.355
现症感染	4	（11.1%）	9	（5.7%）	
既往感染	7	（19.4%）	25	（15.8%）	
未感染	25	（69.4%）	124	（78.5%）	
合并恶性贫血	9	（25.0%）	52	（32.9%）	0.429
合并自身免疫性甲状腺炎	18	（50.0%）	79	（50.0%）	1
合并1型糖尿病	3	（8.3%）	6	（3.8%）	0.372
抗胃壁细胞抗体阳性	33	（91.7%）	142	（89.9%）	1
抗内因子抗体阳性	19	（52.8%）	84	（53.2%）	0.958
血清胃泌素水平（n=149）	1982 pg/mL		2714 pg/mL		0.147
胃体部残余胃底腺黏膜比例					0.649
50%<ROM≤100%	8	（22.2%）	25	（15.8%）	
10%<ROM≤50%	15	（41.7%）	73	（46.2%）	
ROM≤10%	13	（36.1%）	60	（38.0%）	
黏液附着	10	（27.8%）	87	（55.1%）	0.005
黄色瘤	16	（44.4%）	54	（34.2%）	0.255
增生性息肉	15	（41.7%）	59	（37.3%）	0.63
合并胃腺瘤	8	（22.2%）	28	（17.7%）	0.104
合并胃NET	2	（5.6%）	7	（4.4%）	0.674
ECM	23	（63.9%）	84	（53.2%）	0.243
新悉尼系统平均得分					
胃窦部中性粒细胞	0.08		0.04		0.166
胃窦部单核细胞	1		0.98		0.506
胃窦部萎缩	0.7		0.58		0.142
胃窦部肠上皮化生	0.81		0.64		0.038
胃窦部淋巴细胞	0.11		0.1		0.771
胃体部中性粒细胞	0.36		0.2		0.162
胃体部单核细胞	1.39		1.53		0.103
胃体部萎缩	1.94		2.02		0.432
胃体部肠上皮化生	0.94		0.97		0.89
胃体部淋巴细胞	0.67		0.56		0.258

AIG诊断后至胃癌诊断的中位时间（范围）为0年（0.0～1.0年，最长10.9年）。其中，在胃癌病变背景评估时确诊的AIG有31例（34处病变），其中，10例（13处病变）在随访过程中合并胃癌，4例（4处病变）是由腺瘤恶变而来。单发胃癌病例26例，同时多发6例，异时多发4例。胃癌病变部位：U区12处病变（25.5%），M区17处病变（36.2%），L区

表3 AIG合并胃癌的36例47处病变的临床病理特征

AIG诊断后至诊断胃癌间的中位值（范围）	0年（0.0～1.0年）
单发：同时多发：异时多发	26例：6例：4例
部位	
U	12处病变（25.5%）
M	17处病变（36.2%）
L	18处病变（38.3%）
肿瘤长径中位值	16 mm（8～26 mm）
肉眼分型	
0-Ⅰ	7处病变（14.9%）
0-Ⅱa	21处病变（44.7%）
0-Ⅱb	2处病变（4.3%）
0-Ⅱc	12处病变（25.5%）
1	1处病变（2.1%）
2	2处病变（4.3%）
3	2处病变（4.3%）
主要组织学分型	
分化型	41处病变（87.2%，包括胃底腺型腺癌3处病变）
未分化型	4处病变（8.5%）
肠母细胞分化型癌	1处病变（2.1%）
鳞状细胞癌	1处病变（2.1%）
浸润深度	
M	31处病变（66.0%）
SM1	5处病变（10.6%）
SM2	7处病变（14.9%）
MP（固有肌层）以上	4处病变（8.5%）
细胞黏液表型	
胃型	28处病变（59.6%）
胃肠混合型	8处病变（17.0%）
肠型	7处病变（14.9%）
不可分类类型	3处病变（6.4%）
未知（外院治疗病例）	1处病变（2.1%）

18处病变（38.3%），诊断时肿物长径中位数（范围）为16 mm（8～26 mm）。肉眼分型以0-Ⅱa型最常见，有21处病变（44.7%）；其次0-Ⅱc型12处病变（25.5%）、0-Ⅰ型7处病变（14.9%），而0-Ⅱb型、2型和3型各2处病变，1型1处病变。胃癌的主要组织学类型为分化型，包括3处胃底腺型腺癌在内共41处病变（87.2%），未分化型4处病变（8.5%），胎儿型肠样腺癌和鳞状细胞癌（本书水江论文中病例）各1处病变。主要细胞类型为胃型28处病变（59.6%），胃肠混合型8处病变（17.0%），肠型7处病变（14.9%），不可分类类型3处病变（6.4%），另有1处病变在其他医院治疗，无法进行细胞黏液表型评

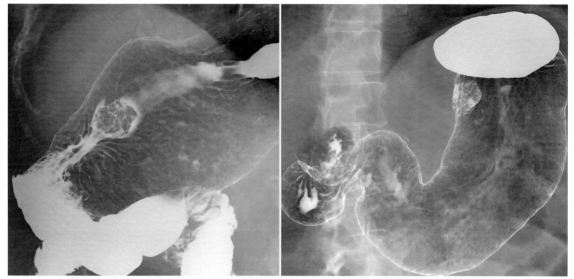

图1 [病例1]60多岁，女性。0-Ⅰ型胃型乳头状腺癌
a、b 胃X线造影图像。a：站立位第二斜位的近正面图像；b：仰卧位第一斜位的侧面图像。胃体黏膜重度萎缩，胃体中部小弯处可见2.5 cm大小的亚蒂隆起性病变。

估。考虑为胃腺瘤恶变的病变中，胃型1处，胃肠混合型2处，肠型1处。此外，如果胃腺瘤未做切除无法进行整体病理评估，则通过活检标本明确细胞分型。26例胃腺瘤患者中共观察31处病变，其细胞类型（胃型：胃肠混合型：肠型）为9：7：15，胃型病变的MUC5AC和MUC6免疫染色模式多样，其中有2处病变考虑为表浅MUC5AC阳性、深部MUC6阳性的幽门腺腺瘤。

下面介绍3例AIG合并胃癌的典型病例[**病例1～3**]以及1例AIG合并腺瘤病例［**病例4**］。

病例

[**病例1**] 胃体部早期胃癌的背景黏膜评估中诊断为AIG（**图1**）。

患者为60多岁的女性，因胃X线造影检查发现胃体中部小弯病变而转诊至本科。患者有甲状腺功能亢进症手术史，血液检查无贫血，肿瘤标志物CEA、CA19-9均在正常范围，但甲状腺自身抗体显著升高，抗甲状腺球蛋白抗体>4000 IU/mL，抗甲状腺过氧化物酶

抗体>600 IU/mL。胃X线造影检查如**图1a**、**b**所示，全胃黏膜重度萎缩背景下，胃体中部小弯侧可见一长径约25 mm的亚蒂隆起性病变，呈不规则分叶状，质软，未见明显侧向变形或黏膜集中现象，考虑为局限黏膜内的0-Ⅰ型胃癌。内镜检查（**图1c～h**）显示，胃体中小弯处见边界清晰的不规则亚蒂隆起性病变，无明显凹陷或扁平隆起。窄带成像（narrow band imaging，NBI）联合放大观察可见隆起处有清晰的分界线，呈形状不均一、排列不规则、分布不对称的乳头状表面微结构（microsurface pattern，MSP），与X线造影诊断一致，诊断为0-Ⅰ型黏膜内早期癌。

此外，镜检还观察到胃体为主的重度萎缩（胃体部ROM < 10%）。胃幽门前大弯和胃体中部大弯活检显示胃体为主的黏膜萎缩、中性粒细胞浸润和ECM阳性，临床分期为进展期至终末期，病理分期疑为终末期AIG（A型胃炎）。APCA升高160倍、IFA阳性，诊断为AIG。血清幽门螺杆菌IgG抗体为9.8 U/mL、尿素呼气试验阴性，诊断为无现症感染，但不排除既往感染的可能。对胃体中部小弯侧癌灶

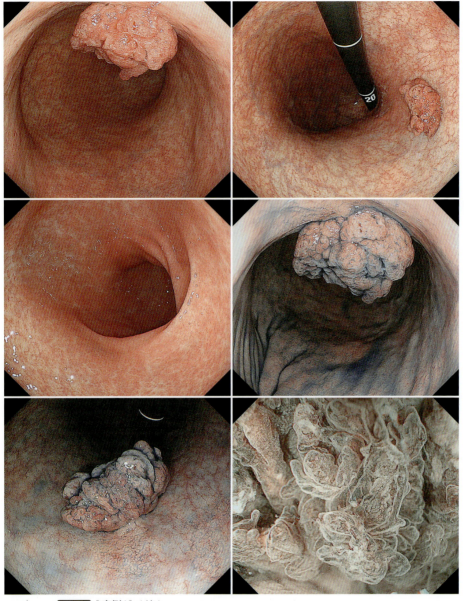

<table>
<tr><td>c</td><td>d</td></tr>
<tr><td>e</td><td>f</td></tr>
<tr><td>g</td><td>h</td></tr>
</table>

图1 [病例1]（续）

c～g c～e：内镜图像（白光）；f、g：胃体中部小弯0-I型早期癌，未见深部浸润，背景黏膜ROM小于10%。

h NBI放大图像。可见不规则乳头状精细表面结构，隐窝边缘上皮呈不规则锯齿状形态，肿瘤部分可见不规则MVP。

行内镜黏膜下剥离术（endoscopic submucosal dissection，ESD）治疗，病理组织学（**图1i～n**）诊断为乳头状腺癌，pT1a（M）。免疫组化染色（**图1o、p**）显示肿瘤细胞MUC5AC阳性、MUC6部分阳性、CD10和MUC2阴性，诊断为胃型。

[病例2] AIG合并胃癌行ESD后，随访期间胃腺瘤恶变（**图2**）。

患者为80多岁的女性。此前，因心前区不适行内镜检查提示胃体上部前壁大弯早期癌

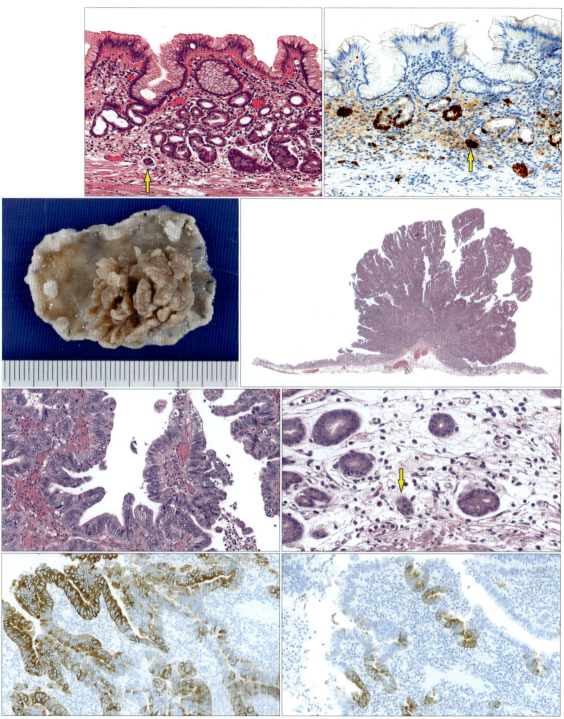

图1 ［**病例1**］（续）

i、j 胃体中部大弯活检标本病理组织学图像。HE染色（i）胃底腺萎缩和假幽门腺化生，Syn染色图像（j）ECM阳性（黄色箭头）。

k～p ESD标本病理组织学图像。固定标本大体图像（k）25 mm×18 mm的亚蒂隆起性病变。HE染色低倍镜图像（l）和肿瘤部位放大图像（m），显示肿瘤细胞位于黏膜内，呈管状乳头状增生。肿瘤旁黏膜深层（n）可见ECM（黄色箭头）。肿瘤细胞MUC5AC（o）和MUC6（p）阳性。

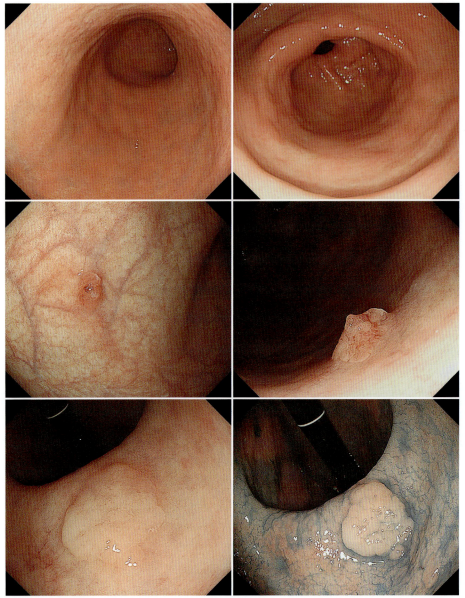

a	b
c	d
e	f

图2 [**病例2**] 女性，80多岁。胃癌ESD术后，随访期间腺瘤恶变

a~f 初诊时内镜图像。胃体部黏膜萎缩为主（**a**、**b**），胃体部ROM约为40%。胃体上部前壁大弯处观察到0-Ⅰ型早期癌（**c**、**d**）。在胃角小弯处观察到褪色变的扁平隆起性病变（**e**、**f**）。

及胃角部小弯腺瘤，转诊至本科。目前，患者正在服用华法林治疗慢性心房颤动，左旋甲状腺素片治疗桥本病。血液检查未发现贫血或肿瘤标志物异常，血清幽门螺杆菌lgG抗体阴性（1.0 U/mL），尿素呼气试验弱阳性（2.5‰i），粪便抗原阴性。本科首次诊断：内镜检查显示胃体黏膜萎缩（ROM约为40%）（**图2a**、**b**），遂行ESD术，病理诊断为高分化管状腺癌，pT1a（M），胃型黏液表型。病变背景黏膜活检未见ECM，但可见ECL细胞增生和逆萎缩，怀疑AIG。进一步血液检查发现胃泌素高达7862 pg/mL，APCA升高40倍，IFA阴

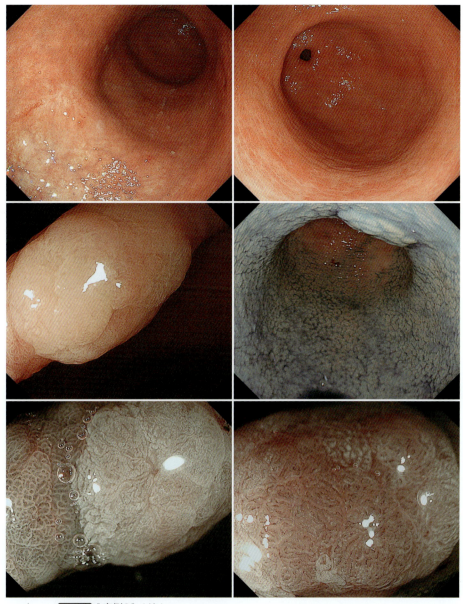

g	h
i	j
k	l

图2 [病例2]（续）

g~l 胃体上部癌ESD术后2年后的EGD图像。胃体（g）ROM降低至20%左右，胃窦（h）观察到环形图案。白光观察（i、j），胃角小弯处的肿瘤在形态和大小上没有变化。NBI放大观察（k、l），边缘白色区域（k）可见白色不透明物（WOS）和明显不规则的MSP，中央轻度发红区域（l）可见少量WOS和不规则的MVP。

性，确诊为 AIG（临床分期中期，病理分期为进展高峰期）。同时，在胃角小弯处观察到褪色扁平隆起性病变（图 2e、f），黏膜活检诊断为 Group 3，因此进行随访观察。2 年后内镜检查发现胃黏膜萎缩略有进展，胃窦部出现环状改变（图 2g、h）。胃角小弯扁平隆起病变的大小和形态在白光观察下似乎没有太大变化（图 2i、j），但 NBI 放大观察发现边缘有明显白色区域（图 2i），中央有轻度发红区域（图 2j），均表现出不规则 MSP（图 2k、l），黏

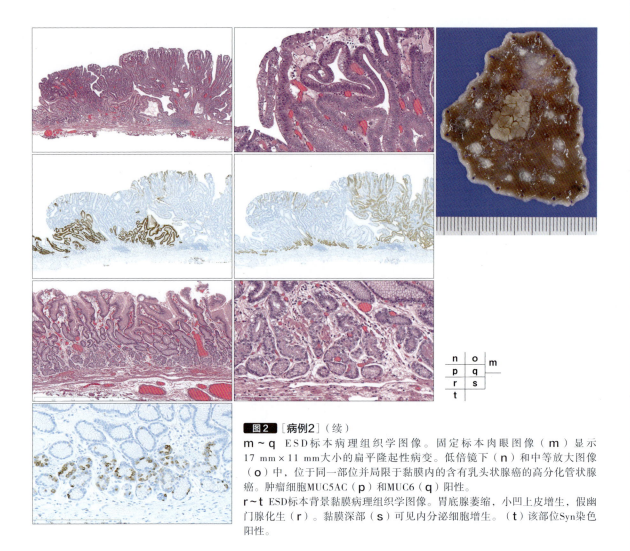

图2 ［病例2］（续）

m~q ESD标本病理组织学图像。固定标本肉眼图像（m）显示 17 mm×11 mm大小的扁平隆起性病变。低倍镜下（n）和中等放大图像（o）中，位于同一部位并局限于黏膜内的含有乳头状腺癌的高分化管状腺癌。肿瘤细胞MUC5AC（p）和MUC6（q）阳性。

r~t ESD标本背景黏膜病理组织学图像。胃底腺萎缩，小凹上皮增生，假幽门腺化生（r）。黏膜深部（s）可见内分泌细胞增生。（t）该部位Syn染色阳性。

膜活检为 Group 4，怀疑恶变，故行 ESD 治疗。术后病理组织学诊断（图2m~t）为伴部分乳头状腺癌的高分化管状腺癌，pT1a（M）。免疫组化染色结果为 MUC5AC 和 MUC6 阳性，CD10 阳性率低于 10%，MUC2 阴性，诊断为胃型。在肿瘤附近的背景黏膜中也发现了胃底腺萎缩、小凹上皮增生、假幽门腺化生和内分泌细胞增生，怀疑可能存在 AIG。

［病例3］ 因恶性贫血行内镜筛查诊断的肠型胃癌合并 AIG（图3）。

患者为 70 多岁女性，因巨细胞性贫血（Hb 10.4 g/dL，MCV 113 fL，维生素 B_{12} 96 pg/mL）转诊至本科。患者上消化道筛查时几乎观察不

到 ROM，全胃黏膜呈高度萎缩状态，胃体中部小弯处可见 10 mm 大小的轻度发红扁平隆起性病变（图3a、b），NBI 放大观察（图3c）显示病变具有分界线，呈不规则 MSP 和微血管结构（microvascular pattern，MVP）像，伴有白色球状外观。此外，病变部位可见不均匀的白色不透明物（white opaque substance，WOS）沉积，背景黏膜可见亮蓝嵴（light blue crest，LBC）。

患者 APCA 为 80 倍，IFA 为阴性，血清胃泌素高达 2803 pg/mL，诊断为 0-Ⅱa 型胃癌合并 AIG，行 ESD 治疗。切除标本的病理组织学诊断为黏膜内高分化腺癌（图3d），CD10

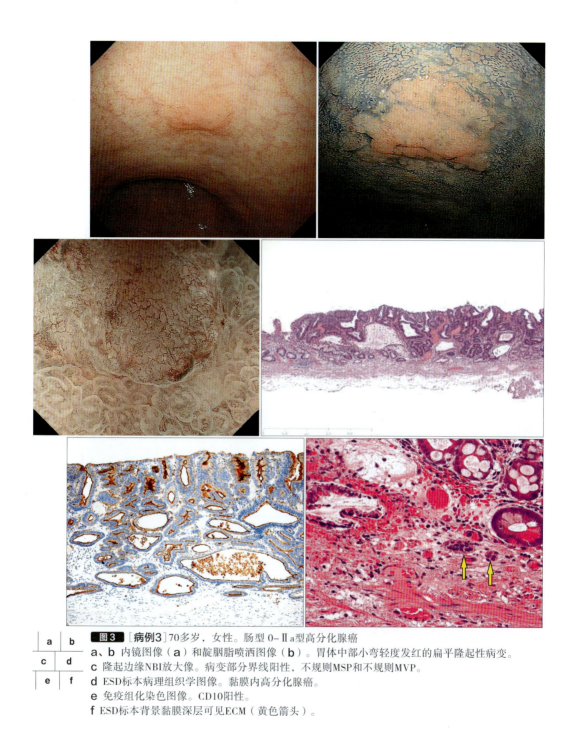

a	b
c	d
e	f

图3 ［**病例3**］70多岁，女性。肠型 0-Ⅱa型高分化腺癌

a、b 内镜图像（a）和靛胭脂喷洒图像（b）。胃体中部小弯轻度发红的扁平隆起性病变。

c 隆起边缘NBI放大像。病变部分界线阳性，不规则MSP和不规则MVP。

d ESD标本病理组织学图像。黏膜内高分化腺癌。

e 免疫组化染色图像。CD10阳性。

f ESD标本背景黏膜深层可见ECM（黄色箭头）。

阳性（**图3e**），MUC2、MUC5AC、MUC6 阴性，诊断为肠型。背景黏膜深层可见 ECM（**图3f**）。患者无幽门螺杆菌除菌治疗史，免疫组化染色结果阴性，血清 IgG 抗体阴性（1.5 U/mL），尿素呼气试验弱阳性（4.7‰），虽已行除菌治疗，但考虑仍有可能未感染。

［**病例4**］ 胃的 2 处肠型腺瘤背景黏膜活检中诊断为 AIG（**图4**）。

患者为 50 多岁女性，30 多岁时因萎缩性胃炎在其他医院行幽门螺杆菌除菌治疗（当

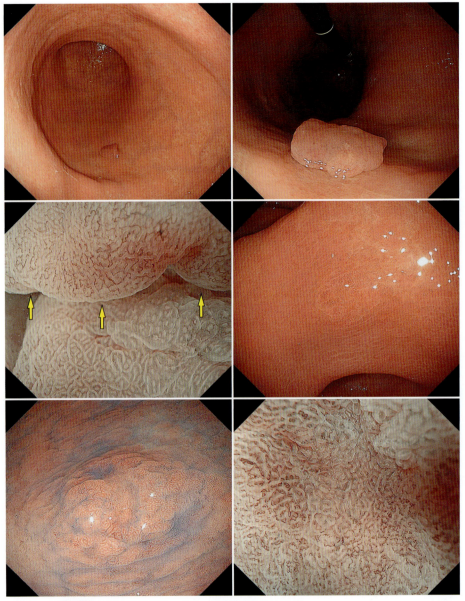

a	b
c	d
e	f

图4 [病例4]50多岁，女性。2处病变的肠型腺瘤

a～f 内镜图像。胃体中部大弯（a、b）红色亚蒂隆起性病变。胃窦小弯（d、e）红色浅凹陷性病变。NBI放大观察，胃体病变（c，黄色箭头）和胃窦病变（f）均可见分界线，2处病变的MSP和MVP均规则。

时感染诊断方法不明）。因腹部不适行内镜检查，发现胃体中部大弯侧见一发红亚蒂隆起性病变（**图4a～c**），胃窦小弯侧见一表浅凹陷性病变（**图4d～f**），NBI放大观察显示两处病变与周围黏膜边界清晰，MSP和MVP未见明显不规则，均可见LBC。活检病理诊断均为 Group 3。背景黏膜胃体部 ROM 为20%～30%，呈逆萎缩模式，APCA 阳性（×80），IFA 阳性，确诊为 AIG。ESD 标本病理组织诊断显示胃体部病变（**图4g～i**）和胃窦部病变（**图4j～l**）均为管状腺瘤，免疫组织化学染色显示胃体部病变仅 CD10 阳性（**图4i**），胃

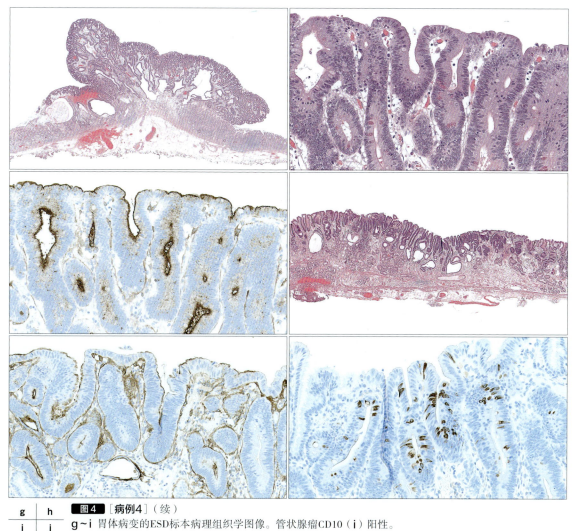

g	h
i	j
k	l

图4 ［病例4］（续）

g~i 胃体病变的ESD标本病理组织学图像。管状腺瘤CD10（i）阳性。

j~l 胃窦小弯病变的ESD标本病理组织学图像。管状腺瘤CD10（k）和MUC2（l）阳性。

窦部病变 CD10（**图4k**）和 MUC2（**图4l**）阳性，均诊断为肠型。背景黏膜活检及 ESD 标本的背景黏膜均未发现 ECM。

讨论

关于 AIG 的胃癌合并率，一项日本 11 家机构的多中心研究报道，在 245 例 AIG 患者中，有 24 例（9.8%）合并胃癌。镰田等报告在 47 例 AIG 患者中有 6 例（12.8%）合并胃癌。原等的研究（截至 2022 年 10 月）表明，146 例 AIG 患者中 34 例（23.3%）合并胃癌。而在本次截至 2023 年 8 月的研究中，194 例 AIG 患者中合并胃癌的患者为 36 例（18.6%），有所下降。本科室以往几乎对所有胃癌病例都进行背景黏膜活检以明确诊断，因此 AIG 诊断率较高。但对于幽门螺杆菌阴性的胃炎病例，并未全部进行详细检查。近期由于积极开展活检以及追加 APCA、IFA 检测，AIG 诊断病例迅速增加。根据附属研究组关于 AIG 诊断标准的新提案，如果内镜检查和病理组织学检查均符合 AIG 的诊断要求，且 APCA 或 IFA 阳性，即可诊断为 AIG。不过，该提案也提及了 APCA 假阳性的可能性。在本研究中，为更严格地进行 AIG 诊断，我们排除了病理组织学上无 AIG 疑似表现的 15

例患者（其中未合并胃癌、APCA 20 倍以下且 IFA 阴性的病例仅有 3 例）后进行分析。若将这些病例纳入研究，胃癌合并率会进一步降低。虽然本研究未能及时进行 AIG 的病理组织学分期，但内镜下胃体部 ROM 保持在 50% 以上的相对早期病例仅占 17.0%。预计未来随着 AIG 早期诊断病例的增加，胃癌合并率将会进一步下降。各研究报告的胃癌合并率差异较大，机构患者背景不同外，AIG 诊断率的差异也可能是影响因素之一。

在合并胃癌与未合并胃癌病例的比较中，八板等和原等曾报道，合并胃癌病例比未合并病例年龄更大，并且在病理组织学上，慢性炎细胞浸润和萎缩程度更高。虽然在本研究中没有观察到萎缩程度和炎症细胞浸润方面的显著差异，但这可能是由于在内镜下发现胃黏膜高度萎缩的众多病例中，新诊断出了许多 AIG 病例。今后，有必要在机构内分享有关早期 AIG 内镜检查结果的知识，并进行仔细观察，即使是轻微的发现，如没有明显萎缩的胃体红色多发小结节，也应增加早期 AIG 的检出，这样可能会使结果发生改变。

本研究中，合并胃癌患者的胃窦肠上皮化生评分较高，提示幽门螺杆菌感染可能参与其中。虽然幽门螺杆菌感染状态在两组间无显著差异，但原因可能是如 Furuta 等报告的"泥沼除菌"现象所示，尿素呼气试验在幽门螺杆菌阴性病例中也可能呈阳性，所以该检测方法在此处不适用。而且当幽门螺杆菌感染叠加在 AIG 上时，AIG 的特征性内镜检查结果和病理组织学结果会发生改变，这可能导致"既往感染"和"未感染"的判定极为困难。在某种程度上，可以根据胃窦部的内镜检查结果和病理组织学结果（例如 AIG 中相对较少的肠上皮化生）推测幽门螺杆菌既往感染情况，但存在胃底腺延伸至胃窦或受胆汁反流的影响，也会导致胃窦部黏膜萎缩，因此很难做出准确的判断。虽然这种判定方法对于现症感染和除菌后的判断精度较高，但可能会将自然除菌或偶发除菌导致的既往感染病例误判为未感染。

此外，本研究未观察到合并胃癌和未合并胃癌病例在内镜下 AIG 疾病分期上的差异，这可能是由于许多病例在诊断 AIG 时胃内空气量总体较少，以及受肠上皮化生等因素的影响而导致 ROM 被高估。因此，在研究 AIG 的疾病分期和并发症时，对于疑似 AIG 的病例，尤其需要在胃内空气较多的情况下对胃体部进行拍摄，并结合准确的 ROM 范围确认和病理组织学所见进行综合评估。

以往认为 AIG 合并胃腺瘤的比例为 0.8%，但本研究中高达 26 例（13.4%）。其中 4 例胃癌的 4 处病变是由胃腺瘤恶变而来的。此外，与胃癌不同，胃腺瘤病变的细胞类型以肠型居多，胃型：胃肠混合型：肠型为 10：6：15。部分胃型腺瘤为幽门腺腺瘤，这与欧美的报道一致，即幽门腺腺瘤的背景病变中可见较多的 AIG。在一些被认为是 AIG 合并胃癌的报道中，也有胃腺瘤治疗或随访的病例恶化的报道。因此，今后也需要仔细筛查胃腺瘤，并研究其临床病理学特征。

结论

本研究报告了 AIG 的临床特征、合并胃癌病例与未合并病例的差异以及 AIG 合并胃癌的临床病理学特征。为准确评估合并胃癌病例与未合并病例的差异，需要以更高的灵敏度诊断 AIG（包括早期病例），并高准确度地评估幽门螺杆菌感染状态。此外，以往未被注意到的胃腺瘤也有较高的并发可能性，因此需要积累更多病例并评估其自然病程。

参考文献
[1] Terao S, Suzuki S, Yaita H, et al. Multicenter study of autoimmune gastritis in Japan: clinical and endoscopic characteristics. Dig Endosc 32: 364–372, 2020.
[2] 八板弘樹, 蔵原晃一, 大城由美, 他. A型胃炎に合併した胃癌症例の特徴. 胃と腸 54: 1025–1034, 2019.
[3] 鎌田智有, 角直樹, 末廣満彦, 他. A型胃炎の臨床的特徴と血清学的所見に関する検討. 胃と腸 54: 973–981, 2019.
[4] Yao T, Wada R. Pathology of gastric cancer. In Shiotani A（ed）. Gastric Cancer: With Special Focus on Studies from

Japan. Springer, New York, pp 63–75, 2019.

[5]原裕一，蔵原晃一，大城由美，他．除菌後の自己免疫性胃炎合併胃癌．Helicobacter Res　27: 55–58, 2023.

[6]鎌田智有，渡辺英伸，古田隆久，他．自己免疫性胃炎の診断基準に関する附置研究会からの新提案．Gastroenterol Endosc　65: 173–182, 2023.

[7]原裕一，蔵原晃一，大城由美，他．A型胃炎（自己免疫性胃炎）を背景とした胃癌．臨消内科　35: 1501–1507, 2020.

[8]Kotera T, Oe K, Kushima R, et al. Multiple pseudopolyps presenting as reddish nodules are a characteristic endoscopic finding in patients with early–stage autoimmune gastritis. Intern Med　59: 2995–3000, 2020.

[9]Furuta T, Baba S, Yamade M, et al. High incidence of auto–immune gastritis in patients misdiagnosed with two or more failures of H. pylori eradication.　Aliment Pharmacol Ther 48: 370–377, 2018.

[10]丸山保彦．A型胃炎とB型胃炎（自己免疫性胃炎とH. pylori感染胃炎）．日ヘリコバクター会誌　24: 56–59, 2022.

[11]Vieth M, Kushima R, Mukaisho K, et al. Immunohisto–chemical analysis of pyloric gland adenomas using a series of Mucin 2, Mucin 5AC, Mucin 6, CD10, Ki67 and p53. Virchows Arch　457: 529–536, 2010.

[12]Chen ZM, Scudiere JR, Abraham SC, et al. Pyloric gland adenoma: an entity distinct from gastric foveolar type adenoma. Am J Surg Pathol　33: 186–193, 2009.

[13]久保公利，渡辺亮介，東野真幸，他．自己免疫性胃炎に合併した早期胃癌の3例．道南医会ジャーナル　5: 70–76, 2022.

Summary

Clinicopathological Features of Gastric Cancer Cases with Autoimmune Gastritis

Koji Ikegami[1], Koichi Kurahara,
Yumi Ohshiro[2], Shinpei Shirai[1],
Yoshiaki Nozaka, Shinjiro Egashira,
Ryutaro Mizue, Yasuharu Shimoji,
Yushi Tanaka, Rintaro Moriyama,
Yuichi Hara[3], Hiroki Yaita[4]

AIG（autoimmune gastritis）is a recognized cause of gastric cancer. Owing to the decline in Helicobacter pylori infection rates, its significance as a background disease for gastric cancer has relatively increased. In a retrospective study, in our department, comprising 194 patients with AIG, gastric cancer complications were documented in 36（18.6%）patients with 47 lesions. Patients with complicated gastric cancer were older, had a lower rate of positive endoscopic findings for adherent mucus, and higher intestinal metaplasia scores on biopsy specimen assessment as per the Updated Sydney system compared with those having uncomplicated gastric cancer. Gastric adenomas were also found in 26（13.4%）patients with AIG ; 4 lesions in four of the gastric cancers were malignant transformations of cases that had been followed up as gastric adenomas, indicating that adenomas also warranted attention.

[1]Division of Gastroenterology, Matsuyama Red–cross Hospital, Matsuyama, Japan.
[2]Department of Pathology, Matsuyama Red–cross Hospital, Matsuyama, Japan.
[3]Hara Clinic, Fukuoka, Japan.
[4]Yaita Clinic, Matsuyama, Japan.

以自身免疫性胃炎为背景的胃癌的临床病理学特征

平泽 俊明[1]

东 佑香

中野 薰[2]

山本 浩之[1]

福山 知香

并河 健

渡海 义隆

吉水 祥一

堀内 裕介

石山 晃世志

由雄 敏之

藤崎 顺子[3]

河内 洋[2]

后藤田 卓志[1]

摘要● 自身免疫性胃炎（AIG）在日本以往属于少见病，但近年报道的病例在增加。根据内镜及病理表现诊断AIG，尤其是对于合并幽门螺旋杆菌感染（*H.pylori*）的病例，有时会存在困难。另外，AIG合并胃癌的具体特征还未完全阐明。现就笔者所在医院诊断的86例AIG（其中35例合并胃癌，包括46例病变）进行回顾和分析。AIG并发胃癌，多数为隆起型分化较好的早期胃癌。笔者所在医院，大体0-Ⅱc型最多，占39.1%，组织类型中未分化癌占28.3%，进展期癌占到19.6%，与以往报道相比有所差异。关于AIG的诊断时机，从内镜下所见不能诊断AIG，从病理所见达成AIG诊断的病例占36.0%，特别是在合并胃癌病例中，65.7%需要病理检查，显示了病理诊断的有用性。另外，在*H.pylori*感染病例中，根据内镜所见能够诊断AIG的只有约半数，如果存在*H.pylori*感染，AIG的内镜下诊断可能会变得更加困难。

关键词　自身免疫性胃炎　胃癌　*H.pylori*　病理诊断　内镜诊断

[1] がん研究会有明病院上部消化管内科　〒135-8550 東京都江東区有明 3 丁目 8-31　E-mail : toshiaki.hirasawa@jfcr.or.jp
[2] 同　病理部
[3] 同　健診センター

前言

自身免疫性胃炎（autoimmune gastritis, AIG）是通过对壁细胞的自身免疫反应，以胃底腺区域为主的黏膜萎缩为特征的慢性进行性胃炎。虽然在日本被认为是少见的疾病，但近年来报道病例在增加。但是，对于不熟悉 AIG 的医生来说 AIG 的内镜诊断及病理诊断有时会存在困难，特别是对于合并 *H. pylori* 感染的病例诊断困难的情况不在少数。另外，AIG 是胃癌的发病风险因素之一，AIG 合并胃癌的详细特征，还没有明确阐明。在此，笔者等就成为

AIG 诊断时机的观察结果以及与 AIG 合并的胃癌的临床病理学特征的经验病例进行探讨。

对象和方法

以我院 2005 年 5 月—2022 年 3 月期间诊断为 AIG 的 86 例为对象，对其临床病理学表现进行前瞻性研究。在本研究中，将同时满足以下①和②的定义为 AIG。①以胃体部 ~ 胃底部为主的重度萎缩，病理组织学上，发现壁细胞减少、消失（也参考假幽门腺化生和 ECL 细胞过度形成），②抗胃壁细胞抗体 10 倍以上。

关于 *H. pylori* 感染诊断，将满足以下①~③

表1 86例AIG的临床背景

性别	
男性	39（45.3%）
女性	47（54.7%）
年龄中位数（范围）	68岁（38～88岁）
并发胃癌例数	35（40.7%）
病变数	46
并发NET例数	28（32.6%）
*H. pylori*感染	
未感染	45（52.3%）
感染（现感染·既往感染）	41（47.7%）
血清胃泌素中位数（范围）	2200 pg/mL（120～9100 pg/mL）
PCA中位数（范围）	40 U/mL（10～320 U/mL）

条件的定义为 *H. pylori* 未感染，除此之外，定义为 *H. pylori* 感染（现感染，已感染）。①血清 *H. pylori* 抗体阴性，②内镜示前庭部无萎缩，③无除菌史。

另外，血清 *H. pylori* 抗体，到2019年8月为止使用E系"荣研" *H. pylori* 抗体（荣研化学社制），以10 U/mL以下为阴性，2019年9月以后为L型Waco *H. pylori* 抗体·J（富士胶片和光纯药社制），将低于4.0 U/mL作为阴性。

关于AIG的诊断时机：内镜医生根据镜下所见［以胃体部～胃底部为主的萎缩、残存胃底腺黏膜、黏液附着、多发类癌/神经内分泌肿瘤（neuroendocrinetumor，NET）等］怀疑AIG，最终诊断AIG的定义为"内镜诊断时机"；另一方面，内镜医师从镜下所见未怀疑AIG，病理医师从活检和手术标本的病理组织学所见怀疑AIG，最终诊断AIG的定义为"病理诊断时机"。研究内容为以下4项：①AIG的临床特征，②并发AIG的胃癌的特征，③并发胃癌与非并发病例的比较，④AIG诊断时机。

另外，胃癌的发病部位、肉眼类型、病理组织学所见的记载依据《胃癌处理规范（第15版）》，组织学类型则根据中村分类分为分化型和未分化型。另外，本文中涉及的"胃癌"不包含NET。

结果

1. AIG的临床背景（表1）

本院86例AIG的临床背景如下。年龄中位数68岁，男性39例（45.3%），女性47例（54.7%）。并发胃癌35例（40.7%），并发NET 28例（32.6%），病例七成以上合并胃癌或NET。4例同时并发胃癌及NET。未感染 *H. pylori* 的有45例（52.3%），感染 *H. pylori* 的有41例（47.7%）。

2. 并发AIG胃癌的特点

并发AIG胃癌46例病变的临床病理学特征如表2所示。病变直径的中位数为15 mm。病变部位M最多，为31例（67.4%）。肉眼类型：0-Ⅱc 18例（39.1%），0-Ⅱa 13例（28.3%），0-Ⅱb 3例（6.5%），0-Ⅰ 2例（4.3%），浅表型约占八成，Type 2为5例（10.9%），Type 3为4例（8.7%），Type 4为1例（2.2%），进展型约占二成。组织学类型：分化型32例（69.5%），未分化型13例（28.3%），内分泌细胞癌1例（2.2%）。浸润深度：早期胃癌pT1a（M）和pT1b（SM）共37例（80.4%），进展期癌pT2（MP）以深为9例（19.6%）。另外，进展期癌组织学类型中，未分化型癌为5例，分化型癌为3例，内分泌细胞癌为1例，未分化型癌较多。

3. 胃癌合并病例与胃癌非合并病例的比较研究

比较了35例胃癌合并病例和51例胃癌非合并病例（表3）。年龄的中位数为：胃癌合并病例72岁，非合并病例64岁，确认了胃癌合并病例明显高龄。在胃癌非合并病例中，合并NET为24例（47.1%），明显增高，血清胃泌素值也显著升高。*H. pylori* 感染率在胃癌合并例中为60.0%，胃癌非合并例中为39.2%，在胃癌合并例中显示出较高的倾向。

4. AIG的诊断时机

关于AIG的诊断时机，内镜诊断时机为55例（64.0%），病理诊断时机为31例（36.0%）。胃癌合并例和胃癌非合并例的比较如**表4**所

表2 合并AIG胃癌的46个病变的临床病理学特征

病变直径中位数（范围）	15 mm（1～108 mm）		浸润深度		
肉眼类型			pT1a（M）	29	（63.1%）
0-Ⅰ	2	（4.3%）	pT1b1（SM1）	3	（6.5%）
0-Ⅱa	13	（28.3%）	pT1b2（SM2）	5	（10.9%）
0-Ⅱb	3	（6.5%）	pT2（MP）	2	（4.3%）
0-Ⅱc	18	（39.1%）	pT3（SS）	4	（8.7%）
Type 1	0	（0%）	pT4a（SE）	3	（6.5%）
Type 2	5	（10.9%）	病变部位		
Type 3	4	（8.7%）	U	7	（15.2%）
Type 4	1	（2.2%）	M	31	（67.4%）
组织学类型			L	8	（17.4%）
分化型	32	（69.5%）			
未分化型	13	（28.3%）			
内分泌细胞癌	1	（2.2%）			

表3 胃癌合并与胃癌非合并AIG病例的临床资料比较

	胃癌合并（n=35）	胃癌非合并（n=51）	P值
胃癌病变数	46	0	
性别（男性∶女性）	22∶13	17∶34	<0.05
年龄中位数（范围）	72岁（44～87岁）	64岁（40～86岁）	<0.05
合并NET	4（11.4%）	24（47.1%）	<0.05
*H. pylori*感染			0.07
未感染	14（40.0%）	31（60.8%）	
感染	21（60.0%）	20（39.2%）	
血清胃泌素中位数（范围）	1650 pg/mL（170～5800 pg/mL）	2900 pg/mL（120～9100 pg/mL）	<0.05
PCA中位数（范围）	40 U/mL（10～160 U/mL）	40 U/mL（10～320 U/mL）	0.71

表4 AIG的诊断时机（胃癌合并例与胃癌非合并例的比较）

	胃癌合并（n=35）	非胃癌合并（n=51）	P值
内镜	12（34.3%）	43（84.3%）	<0.05
病理	23（65.7%）	8（15.7%）	

表5 AIG的诊断时机（根据有无*H. pylori*感染进行比较）

	未感染（n=45）	感染（n=41）	P值
内镜	33（73.3%）	22（53.7%）	0.07
病理	12（26.7%）	19（46.3%）	

示。胃癌非合并病例中84.3%为内镜诊断时机，而胃癌合并病例中内镜诊断时机只有34.3%，65.7%为病理诊断时机。从 *H. pylori* 感染有无与诊断时机的关系来看（表5），*H. pylori* 未感染病例中73.3%为内镜诊断时机，而 *H. pylori* 感染病例中，内镜诊断时机仅为约半数的53.7%。

病例

[病例1] 分化型早期胃癌，背景：AIG，*H. pylori* 除菌后，病理诊断时机（图1）。

患者70多岁，男性。由于1年前血清 H.

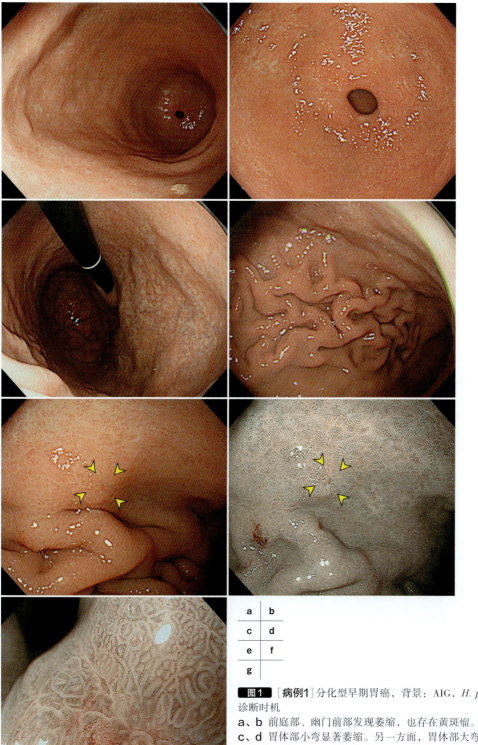

a	b
c	d
e	f
g	

图1 ［病例1］分化型早期胃癌，背景：AIG，*H. pylori*除菌后，病理诊断时机

a、b 前庭部、幽门前部发现萎缩，也存在黄斑瘤。

c、d 胃体部小弯显著萎缩。另一方面，胃体部大弯残留有皱褶的非萎缩黏膜。判断为0~2度的萎缩性胃炎。

e 白光。在胃体中部前壁发现3 mm左右的凹陷性病变（黄色箭头）。

f NBI非放大像。病变呈淡褐色（黄色箭头）。

g NBI放大像。小弯侧可见前医的活检瘢痕，残留的稍微凹陷处可见不规则的血管。

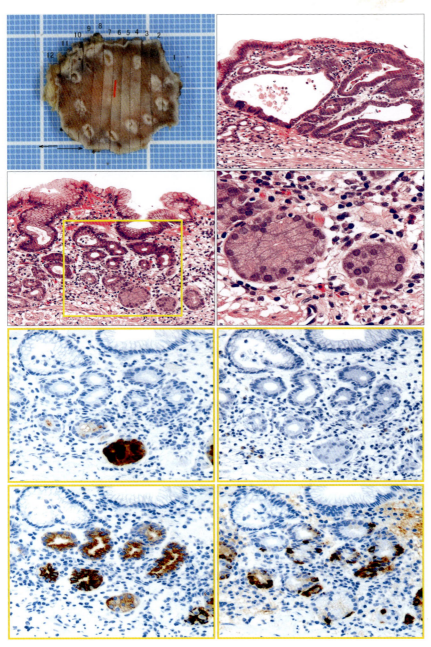

h	i
j	k
l	m
n	o

图1 ［病例1］（续）

h ESD标本肉眼所见（有切割线）。在红线部可见3 mm大小的0-Ⅱc型病变，肉眼边界不清。

i 病变边缘部HE染色中倍放大像。局限于黏膜内的高分化管状腺癌。

j 背景黏膜HE染色中倍放大像。黏膜表层可见增生的小凹上皮，深部可见固有腺体。黏膜肌层正上方可见由主细胞样细胞构成的胞巢，黏膜中层未发现本来应该多见的壁细胞。

k 腺底部高倍放大像。在细胞质的基底侧可见嗜碱性胞浆，表明是主细胞，但细胞质与正常主细胞相比略带嗜酸性，怀疑是假幽门腺化生。

l～o 的黄框部免疫组织化学染色像（同倍率）。**l**：PGⅠ；**m**：H+/K+-AtPase；**n**：MUC6；**o**：chromogranin A。PGⅠ在黏膜肌层正上方的胞巢呈阳性（**l**）。没有发现H+/K+-ATPase阳性细胞（**m**）。MUC6（**n**）在PGⅠ阳性胞巢显示弱阳性，相当于假幽门腺化生。其他仅MUC6显示阳性的细胞被认为是颈黏液细胞或幽门腺化生。chromogranin A（**o**）染色清晰显示胃底腺内分泌细胞增生。病理组织学诊断为AIG进展最盛期。

pylori 抗体呈阳性，在当地医生指导下进行了除菌治疗。除菌后的内镜复查中被检出早期胃癌，进而被介绍到本院。未服用质子泵抑制药（proton pump inhibitor，PPI）/PCAB（potassium-competitive acid blocker）。血清 H. pylori 抗体低于 3.0 U/mL。

在内镜详细检查中，发现胃体部有 0-2 度萎缩，前庭部也有萎缩，可见黄斑瘤。胃体部大弯处有残留的非萎缩黏膜形成的皱襞。非萎缩黏膜不伴有弥漫性发红，改变与 H. pylori 杀菌后表现一致。在胃体中部前壁发现了之前医生所认定的 0-Ⅱc 型病变。

对早期胃癌实施了 ESD。ESD 后的病理诊断为 M，Ant，Type 0-Ⅱc，3 mm×2 mm，

tub1，pT1a（M），pUL0，Ly0，V0，pHM0，pVM0（**图1h、i**）。

组织学上背景黏膜为不伴随肠上皮化生的胃底腺黏膜，可见黏膜全层中度淋巴细胞浸润以及小凹上皮增生。黏膜深部一侧可见由主细胞构成的胞巢，在本来应该存在很多壁细胞的黏膜中层中，缺乏明确的壁细胞（**图1j、k**）。内分泌细胞增生和微小胞巢在HE染色中不明显。

在免疫组织化学染色中，由主细胞构成的胞巢显示PG（pepsinogen）Ⅰ阳性，MUC 6弱阳性，提示假幽门腺化生状态。H^+/K^+-ATPase阳性细胞不存在，提示壁细胞消失。可见chromogranin A阳性内分泌细胞（相当于ECL细胞）的线状增生，未见微小胞巢［内分泌细胞微小胞巢（endocrine cell micronest，ECM）］的形成（**图1l～o**）。本病例胃底腺黏膜可见显著小凹上皮增生及壁细胞消失，未见肠上皮化生，病理组织学上诊断为进展最盛期（advanced florid stage）AIG。回顾内镜观察结果，由于是H. pylori除菌后，前庭部存在黏膜萎缩，另一方面胃体部黏膜的萎缩程度较轻，因此考虑通过内镜诊断AIG存在困难。

在追加的血液检查中，抗胃壁细胞抗体（anti-parietal cell antibody，APCA）为80倍，血清胃泌素值为2100 pg/mL，最终诊断为H. pylori除菌后的AIG。

［**病例2**］ 分化型进展期癌，背景：AIG，H. pylori现感染，病理诊断时机（**图2**）。

患者60多岁，女性。内镜检查中发现胃癌，被介绍到本院。无除菌史。无PPI/PCAB内服史。血清H. pylori抗体11.0 U/mL。内镜精检见背景黏膜呈0-2度萎缩，前庭部也发现肠上皮化生。胃体大弯未萎缩黏膜可见弥漫发红及白色污浊黏液，怀疑存在H. pylori感染。胃角部小弯发现Type 3进展期癌，伴有0-Ⅱc型口侧进展。从胃体中部小弯开始活检未见癌组织。

病理组织学方面，活检标本显示伴有完全型肠上皮化生的胃底腺黏膜。残存胃底腺壁细胞明显减少，腺管内内分泌细胞增生，因此怀

疑是AIG（**图2h、i**）。

追加血液检查结果APCA为80倍，血清胃泌素值为330 pg/mL，诊断为合并H. pylori现感染的AIG。

对于进展期癌，实施了幽门侧胃切除。术后的病理诊断为ML，Less，Type 3+0-Ⅱc，52 mm×30 mm，tub2＞tub1＞pap，pT3（SS），Ly1c，V1c，pN3a（7/45）（**图2f、g、m**）。

病理组织学方面，背景胃底腺黏膜与活检标本一样可见完全型肠上皮化生，与固有黏膜残存部分混杂。固有黏膜可见小凹上皮增生，以及活动性浅表炎症，与H. pylori感染的表现一致（**图2j、k**），而固有腺中壁细胞消失明显，提示合并AIG。未见内分泌细胞（ECL细胞）增生。幽门腺黏膜可见轻度浅表性胃炎和巢状肠上皮化生，以及G细胞增生（**图2l**）。基于以上表现病理组织学诊断为AIG进展最盛期。从组织学上看，与幽门腺区域相比，胃底腺区域的萎缩程度更强，但从内镜上看，两者的萎缩似乎没有差异，因此不能判断为逆萎缩，考虑内镜诊断AIG存在困难。

［**病例3**］ 未分化型进展期癌，背景：AIG，无H. pylori感染，内镜诊断时机（**图3**）。

患者60多岁，男性。体检内镜发现胃体中部前壁有小隆起，活检诊断为胃NET，并被介绍到本院。无除菌及PPI/PCAB内服史。内镜精检发现背景黏膜呈典型的逆萎缩表现，怀疑是AIG。APCA为40倍，血清胃泌素值为1800 pg/mL，血清H. pylori抗体低于3.0 U/mL，诊断为无H. pylori感染的AIG。胃NET活检后消失。7年后，通过内镜检查在胃体上部前壁发现进展期胃癌。

对进展期胃癌实施了贲门侧胃切除（**图3e、f**）。术后病理诊断为U，Ant，Type 0-Ⅱc，34 mm×25 mm，por2，pT2（MP），Ly0，V1a，pN0（**图3g、h**）。

病理组织学方面，背景胃底腺黏膜可见广泛完全型肠上皮化生。散在残存胃底腺的腺底部，可见具有嗜碱性细胞质的主细胞及具有淡

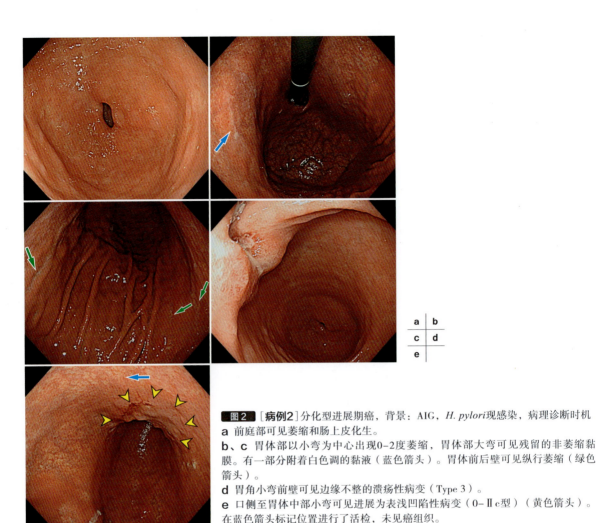

a	b
c	d
e	

图2 [**病例2**]分化型进展期癌，背景：AIG，*H. pylori*现感染，病理诊断时机
a 前庭部可见萎缩和肠上皮化生。
b、c 胃体部以小弯为中心出现0~2度萎缩，胃体部大弯可见残留的非萎缩黏膜。有一部分附着白色调的黏液（蓝色箭头）。胃体前后壁可见纵行萎缩（绿色箭头）。
d 胃角小弯前壁可见边缘不整的溃疡性病变（Type 3）。
e 口侧至胃体中部小弯可见进展为表浅凹陷性病变（0-Ⅱc型）（黄色箭头）。在蓝色箭头标记位置进行了活检，未见癌组织。

嗜酸性或透明细胞质的细胞，提示假幽门腺化生及幽门腺化生（**图3g ~ k**）。未见壁细胞。黏膜固有层深部侧至黏膜肌层内散在ECM（**图3i**）。根据以上所见，病理组织学上诊断为进展最盛期（advanced florid stage）~进展终末期（advanced end stage）AIG。

讨论

以前就知道AIG合并胃癌。在日本11个单位的多部门共同研究中，245例AIG中有24例（9.8%）确认了胃癌。另外，原等研究了110例自己诊断的AIG，其结果合并胃癌为26例（23.6%），合并率高。在本研究的86例中，

合并胃癌为35例（40.7%），显示出非常高的胃癌并发率。该高合并率可能受到笔者所在部门为癌症专门医院这一特殊性的影响，因为被介绍来的患者较多被诊断为胃癌。实际上，在胃癌病例的详细检查过程中，也遇到过较多患者被诊断为AIG，而介绍来我院进行AIG详细检查及病程观察的病例则很少。因此，AIG的胃癌合并率必然变高。因此，在进行胃癌治疗的专门医院，AIG的胃癌合并率有变高的倾向。

另一方面，在来自欧美的文献中，AIG的胃癌并发率比日本低。在Park等的研究中，461例AIG中有11例被确认胃癌（2.4%），在Rugge等的报告中，在562例确诊AIG的

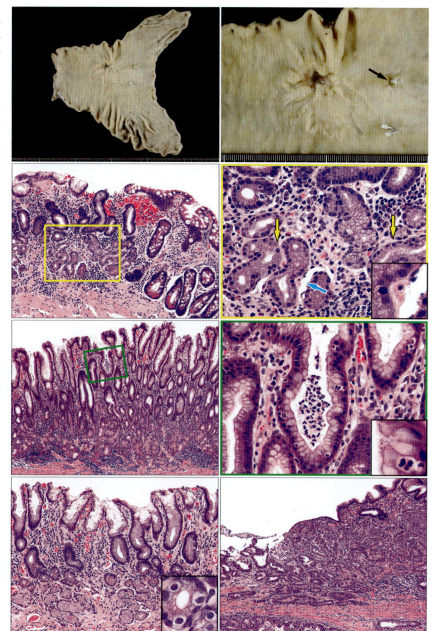

f	g
h	i
j	k
l	m

图2 ［病例2］（续）

f 幽门侧胃切除标本整体照。整体上黏膜有一定厚度，前庭部散在颗粒状隆起，胃体大弯侧皱褶保存。

g 病变近照。胃角小弯前壁可见0–Ⅱc型病变，大弯侧可见深溃疡形成。

h AIG检出时的活检病理组织学图像（HE染色，轻度放大）。g的黑色箭头处相当于活检采集部位。中央可见固有胃腺，右侧可见完全型肠上皮化生。炎症细胞以淋巴细胞为主，稀疏分布于全层。

i h的黄框部分的放大图像。腺底部可见主细胞，但壁细胞少见。在画面中央下方的腺管内有可疑壁细胞凋亡（蓝色箭头，右下插入图）。腺管内散在ECL细胞（黄色箭头）。

j 手术标本的胃底腺黏膜（HE染色，轻度放大）。可见以黏膜中层为主的炎细胞浸润，以及小凹上皮增生。

k j绿框部分的放大图像。在黏膜表层可见以浆细胞为主的炎细胞浸润，在小凹上皮内还可见嗜中性粒细胞浸润。小凹上皮腔内侧可见*H. pylori*样菌体（右下插入图）。

l 手术标本的幽门腺黏膜（与j相同倍数）。表层可见炎细胞浸润，无肠上皮化生。腺颈部可见胃泌素细胞增生（右下插入图）。

m 0–Ⅱc型部分的边缘（HE染色，轻度放大）。高分化～中分化管状腺癌见于黏膜内及黏膜下层。病理组织学诊断为进展最盛期（advanced florid stage）AIG合并*H. pylori*引起的慢性活动性胃炎。

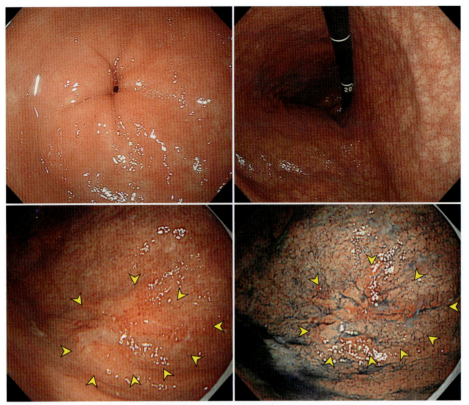

a	b
c	d

■图3 ［病例3］未分化型进展期癌，背景：AIG，无*H. pylori*感染，内镜诊断时机
a、b 初诊时的内镜图像。幽门前部未发现萎缩（a）。胃体部整体出现显著萎缩（b）。
c、d 发现胃癌时的内镜图像。
c 白光。胃体上部前壁可见3 cm大的褪色凹陷性病变（黄色箭头）。
d 用靛胭脂色素使凹陷面变得清晰（黄色箭头）。

连续病例中，发现 4 例（0.7%）胃癌。AIG 的胃癌合并率在日本和欧美存在差异的原因之一是，作为研究入选标准的 AIG 的诊断方法不同。在欧美的研究中，通过血清自身抗体 APCA、抗内因子抗体（intrinsic factor antibody，IFA）及病理组织学检查诊断 AIG，以这些病例作为分析的对象。而在日本一般的程序是首先根据内镜逆萎缩等改变怀疑 AIG，之后检测 APCA 及 IFA，从而诊断 AIG。前述日本的多机构共同研究中，内镜下胃体部为主的显著黏膜萎缩是病例入选的基本标准之一。也就是说，在日本的研究中，进展期 AIG 是主要对象，推测这是高胃癌合并率的一个原因。另外，在欧美 *H. pylori* 感染率低也可能影响胃癌合并率。

　　AIG 的胃癌合并例多见于老年人，平均年龄为 70 多岁。已有报道，胃癌的特征为：①隆起型（0-Ⅰ型，0-Ⅱa型）多，②胃体部为好发部位，③分化型癌多，④胃型黏液性状占优

势，⑤大多数为早期胃癌，进展期胃癌罕见。石川等对其机构合并 AIG 的胃癌 12 例，加上医学杂志检索到的合并 AIG 的胃癌病例报告共 80 例 98 例病变进行分析。病例的平均年龄为 74.8 岁，胃癌的平均肿瘤直径为 17.9 mm。肉眼类型隆起型为 70.5%，凹陷型为 21.1%，肿瘤部位 M 区为 46.9%，L 区为 33.7%。组织学类型分化型 78.6%，未分化型 10.2%，浸润深度早期胃癌（pT1a，pT1b）为 96.8%，进展期癌（pT2 以深）为 3.2%。而本次就笔者所在机构病例的分析中肉眼类型中凹陷型（0-Ⅱc）最多，占 39.1%，隆起型（0-Ⅰ，0-Ⅱa）占 32.6%。组织学类型未分化癌占 29.3%，约三成，进展期癌也有 19.6%。这与既往报道有所不同，可能是由于如后所述 AIG 的诊断时机与其他机构有很大不同的影响，今后需要进一步研究。

　　本研究中，胃癌非合并病例的 *H. pylori* 感染率为 39.2%，而胃癌合并病例 *H. pylori* 感染

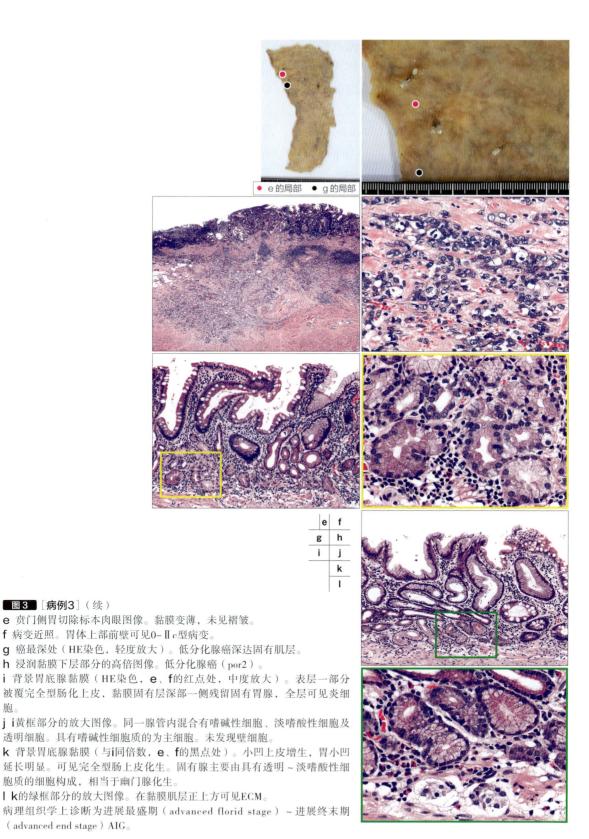

● e的局部　● g的局部

e	f
g	h
i	j
	k
	l

图3 ［病例3］（续）

e 贲门侧胃切除标本肉眼图像。黏膜变薄，未见褶皱。

f 病变近照。胃体上部前壁可见0–Ⅱc型病变。

g 癌最深处（HE染色，轻度放大）。低分化腺癌深达固有肌层。

h 浸润黏膜下层部分的高倍图像。低分化腺癌（por2）。

i 背景胃底腺黏膜（HE染色，e、f的红点处，中度放大）。表层一部分被覆完全型肠化上皮，黏膜固有层深部一侧残留固有胃腺，全层可见炎细胞。

j i黄框部分的放大图像。同一腺管内混合有嗜碱性细胞、淡嗜酸性细胞及透明细胞。具有嗜碱性细胞质的为主细胞。未发现壁细胞。

k 背景胃底腺黏膜（与i同倍数，e、f的黑点处）。小凹上皮增生，胃小凹延长明显。可见完全型肠上皮化生。固有腺主要由具有透明～淡嗜酸性细胞质的细胞构成，相当于幽门腺化生。

l k的绿框部分的放大图像。在黏膜肌层正上方可见ECM。

病理组织学上诊断为进展最盛期（advanced florid stage）～进展终末期（advanced end stage）AIG。

表1 临床表现

病例	年龄（岁）	性别（M/F）	抗胃壁细胞抗体（1：X）	毒气凝集素（pg/mL）	H. pylori 感染状态	内镜观察				
						萎缩			假息肉纵向排列	胃小区发红肿大
						胃窦部	胃体部			
							小弯	大弯		
1	70	F	640	5265	未感染	−	+	−	+	−
2	64	M	80	1049	未感染	−	±	±	+	−
3	71	M	320	1018	已感染	−	+	−	+	+
4	48	M	160	697	未感染	−	+	−	+	+
5	45	M	320	1386	未感染	−	−	−	+	+
6	65	F	320	540	已感染	+	+	−	+	+
7	66	M	320	338	未感染	−	−	−	−	−

不明显或仅轻度增生"。

2016—2022 年间本院经治的 AIG 病例其中，以满足上述标准的 AIG 初期 / 早期例 7 例为对象，对其内镜像、病理组织学图像进行了回顾性研究。

H.pylori（*Helicobacter pylori*）感染状态根据有无除菌史及血清 *H.pylori* 抗体效价（E plate "荣研" *H.pylori* 抗体 Ⅱ，U/mL）共分为 3 组：①未感染：无除菌史，*H.pylori* 抗体 < 3.0 U/mL；②现症感染：无除菌史，*H.pylori* 抗体 ≥ 10.0 U/mL；③既往感染：有除菌史。

结果

1. 临床所见

表 1 中列出了 7 例对象病例的详细情况。男性 5 例，女性 2 例，平均年龄为 61.3 岁。APCA 抗体效价除 1 例（1：80）以外其余 6 例均为 1：160 以上的高值。AIG 诊断时的 *H.pylori* 感染状态为未感染 5 例，既往感染 2 例，无现症感染病例。诊断的契机：1 例［**病例 5**］为胃蛋白酶原（pepsinogen；PG）检查异常，1 例［**病例 7**］为既往缺乏维生素 B$_{12}$ 的病例，其他 5 例均为健康体检或短期综合体检的筛查内镜中发现。

2. 内镜所见

除 1 例［**病例 6**］外，其余 6 例胃窦部均未出现萎缩，2 例［**病例 5、7**］在胃体部也没有发现明显的萎缩。

1）假息肉的纵向排列

假息肉主要是指进展期 AIG 中未发生萎缩的残存胃底腺黏膜呈现为息肉状，在本次对象病例中的 6 例，均发现了多发的假性息肉纵行排列所见。这种所见与 Crohn 病胃病变的特征性内镜像"竹节状外观"相类似。

2）胃小区的发红肿大

本次的对象病例中有 4 例，在无萎缩的胃体部黏膜中可见发红肿大的胃小区。这种所见与门静脉高压性胃病中的"鲑鱼卵状胃炎"所见相类似。

病例

各病例的内镜像、病理组织学图像如下。

［**病例 1**］ 70 岁，女性。普通内镜图像中在胃体部前壁及后壁可见纵行排列的发红的假息肉（**图 1a**），靛胭脂染色后假息肉显现得更加清楚（**图 1b**）。病理组织学图像中，发现比腺颈部深部的区域可见较多淋巴细胞浸润，进而引起持续的壁细胞变性、胃底腺破坏（**图 1c**）。

［**病例 2**］ 64 岁，男性。普通内镜像中在胃体大弯及前壁侧可见纵行排列的亚蒂性假息肉（**图 2a、b**）。与质子泵抑制剂（proton pump inhibitor，PPI）相关的胃底腺息肉相似，但本病例无 PPI 用药史。病理组织学图像中，

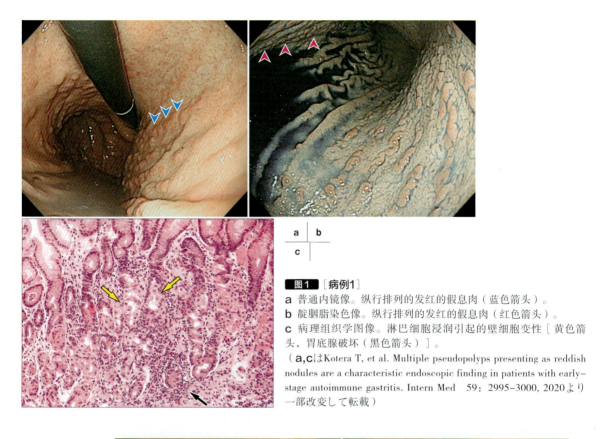

a	b
c	

图1 ［病例1］

a 普通内镜像。纵行排列的发红的假息肉（蓝色箭头）。

b 靛胭脂染色像。纵行排列的发红的假息肉（红色箭头）。

c 病理组织学图像。淋巴细胞浸润引起的壁细胞变性［黄色箭头，胃底腺破坏（黑色箭头）］。

（a,cはKotera T, et al. Multiple pseudopolyps presenting as reddish nodules are a characteristic endoscopic finding in patients with early-stage autoimmune gastritis. Intern Med 59：2995-3000, 2020より一部改変して転載）

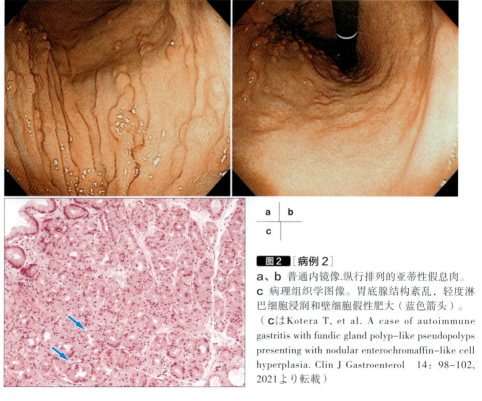

a	b
c	

图2 ［病例2］

a、b 普通内镜像。纵行排列的亚蒂性假息肉。

c 病理组织学图像。胃底腺结构紊乱，轻度淋巴细胞浸润和壁细胞假性肥大（蓝色箭头）。

（cはKotera T, et al. A case of autoimmune gastritis with fundic gland polyp-like pseudopolyps presenting with nodular enterochromaffin-like cell hyperplasia. Clin J Gastroenterol 14：98-102, 2021より転載）

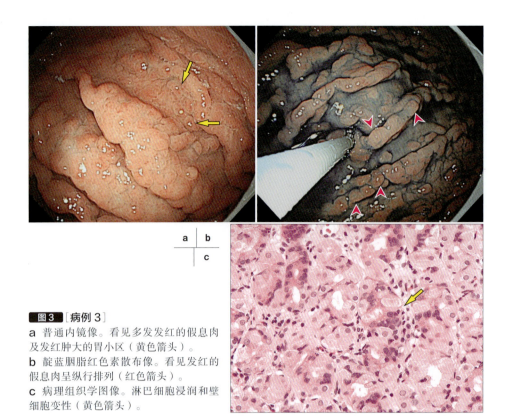

a | b
---
c

图3 ［病例3］
a 普通内镜像。看见多发发红的假息肉及发红肿大的胃小区（黄色箭头）。
b 靛蓝胭脂红色素散布像。看见发红的假息肉呈纵行排列（红色箭头）。
c 病理组织学图像。淋巴细胞浸润和壁细胞变性（黄色箭头）。

可见胃底腺结构紊乱及轻度淋巴细胞浸润，与PPI长期服用的病例相比，尚可见轻度的壁细胞假性肥大（**图2c**）。

［**病例3**］ 71 岁，男性。有 *H.pylori* 除菌史的病例中，普通内镜像中以胃体部大弯的皱襞为中心，可见多发红色调的假息肉（**图3a**），靛胭脂染色后纵行排列变得清晰（**图3b**）。病理组织学图像中，可见胃底腺周围及胃底腺内的淋巴细胞浸润，壁细胞变性（**图3c**）。皱襞间的平坦部尚可见略微肿大的发红的胃小区（**图3a**）。

［**病例4**］ 48 岁，男性。普通内镜像显示胃体部大弯侧无萎缩，可见弥漫性发红的颗粒状黏膜（**图4a**）。近景观察，略微肿大的发红的胃小区与围绕其周围的白色区域边界清晰（**图4b**）。病理组织学图像中，较腺颈部更深的区域可见大量淋巴细胞浸润引起的胃底腺破坏、壁细胞变性以及壁细胞假性肥大（**图4c**）。

［**病例5**］ 45 岁，男性。体检中检出 PG 异常（PG I 17.4 ng/mL，PG I / II 比 0.9）的病例，普通内镜像中于胃体部可见由白色边界划分出的发红肿大的胃小区（**图5a、b**）。病理组织像中胃底腺周围可见由淋巴细胞、嗜酸性粒细胞浸润引起的壁细胞变性，尚可观察到凋亡小体（**图5c**）。

［**病例6**］ 65 岁，女性。既往 *H.pylori* 除菌史的病例，普通内镜像中，胃体部大弯侧无萎缩，可见弥漫性发红肿大的胃小区（**图6a**）。病理组织学图像中，以黏膜深层为主的伴随淋巴细胞簇的炎症细胞浸润、壁细胞假性肥大及（假）幽门腺化生（**图6b**）。

除菌前的内镜图像中，于胃体大弯侧可见肿大、蛇行的皱襞及白浊黏液的附着，虽然为 *H.pylori* 现症感染（血清 *H.pylori* 抗体 21.2 U/mL）的图像（**图6c**），但在病理组织学图像中，除了含有嗜中性粒细胞的全层性炎症细胞浸润之外，还可观察到胃底腺破坏、壁

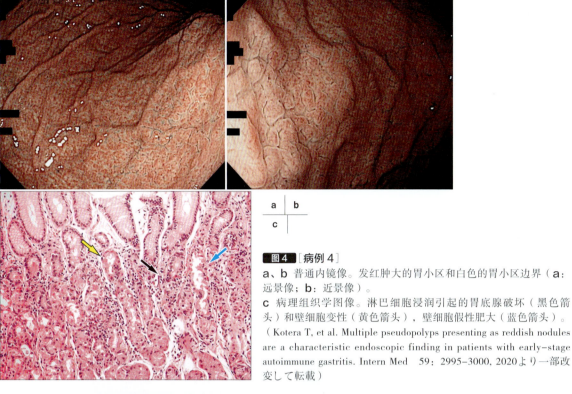

a	b
c	

图4 ［病例4］

a、b 普通内镜像。发红肿大的胃小区和白色的胃小区边界（**a**：远景像；**b**：近景像）。

c 病理组织学图像。淋巴细胞浸润引起的胃底腺破坏（黑色箭头）和壁细胞变性（黄色箭头），壁细胞假性肥大（蓝色箭头）。

（Kotera T, et al. Multiple pseudopolyps presenting as reddish nodules are a characteristic endoscopic finding in patients with early-stage autoimmune gastritis. Intern Med　59：2995-3000, 2020より一部改変して転載）

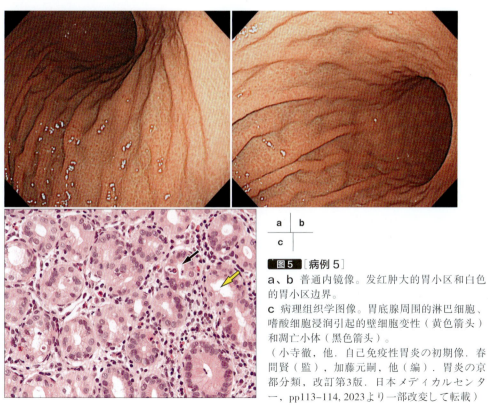

a	b
c	

图5 ［病例5］

a、b 普通内镜像。发红肿大的胃小区和白色的胃小区边界。

c 病理组织学图像。胃底腺周围的淋巴细胞、嗜酸细胞浸润引起的壁细胞变性（黄色箭头）和凋亡小体（黑色箭头）。

（小寺徹，他．自己免疫性胃炎の初期像．春間賢（監），加藤元嗣，他（編）．胃炎の京都分類，改訂第3版．日本メディカルセンター，pp113-114, 2023より一部改変して転載）

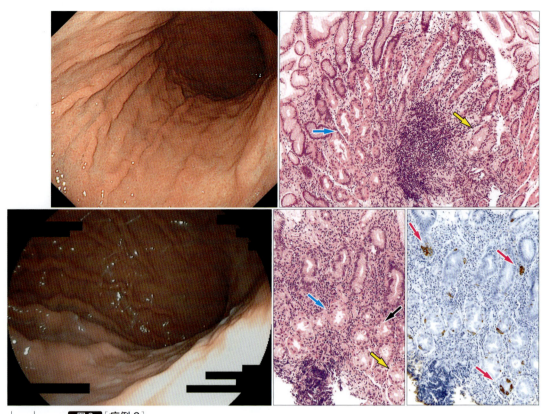

图6〔病例6〕

a 普通内镜像（除菌后）。

b 病理组织学图像（除菌后）。黏膜深层为主的区域淋巴细胞浸润、壁细胞假性肥大（蓝色箭头）、（假）幽门腺化生（黄色箭头）。

c 普通内镜像（除菌前）。

d 病理组织学图像（除菌前）。全层性炎症细胞浸润（嗜中性粒细胞，淋巴细胞），壁细胞假性肥大（蓝色箭头），（假）幽门腺化生（黄色箭头），凋亡小体（黑色箭头）。

e chromogranin A 免疫组织化学染色像（除菌前）。ECL细胞增生（红色箭头）。

细胞假性肥大、（假）幽门腺化生及凋亡小体（**图 6d**）。chromogranin A 免疫组化染色尚可见 ECL 细胞增生（**图 6e**）。可以认为，*H.pylori* 感染胃炎中潜在合并的初期／早期 AIG 在除菌后变得明显化了。

〔**病例 7**〕 66 岁，男性。有抗 SS-A/SS-B 抗体阳性的间质性肺炎治疗史（口服类固醇）、维生素 B$_{12}$ 缺乏治疗史、慢性甲状腺炎治疗史，这是一例疑诊 AIG 的病例。APCA、抗内因子抗体均为阳性。

但是，内镜于胃体大弯及小弯侧黏膜均未发现异常（**图 7a、b**）。病理组织学图像中，大弯侧可见以深层为主的淋巴细胞浸润，壁细胞变性和轻度萎缩（**图 7c、d**），而小弯侧几乎无萎缩，胃底腺周边仅见轻度的淋巴细胞浸润或壁细胞变性，也可观察到凋亡小体（**图 7e、f**）。

讨论

本文通过对本院诊断为初期／早期 AIG 的 7 个病例的研究结果显示，假息肉的纵行排列、胃小区的发红肿大可能是初期／早期 AIG 特征性的内镜观察结果。

假息肉是在高度萎缩的背景黏膜下所残存的息肉状的非萎缩黏膜所见，在附属研究诊断标准中也被看作进展期 AIG 的次要所见。

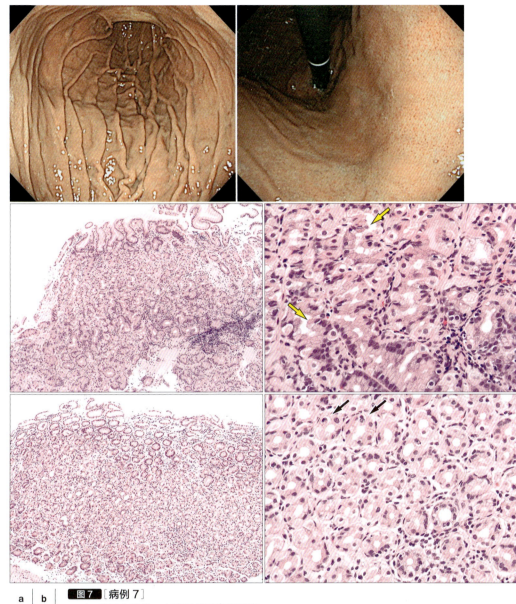

a	b
c	d
e	f

图7 [病例7]

a、b 普通内镜像。内镜下的正常胃黏膜。

c 病理组织学图像（胃体大弯）以深部为主的淋巴细胞浸润。

d （胃体大弯）壁细胞变性（黄色箭头）。

e 病理组织学图像（胃体小弯）轻度淋巴细胞浸润。

f （胃体小弯）胃底腺周围轻度淋巴细胞浸润和凋亡小体（黑色箭头）。

（Kotera T, et al. Early autoimmune gastritis presenting with a normal endoscopic appearance. Clin J Gastroenterol 15：547–552, 2022より一部改変して転載）

在本研究中，有6例均发现多发的假息肉纵行排列于胃体大弯或前后壁。类似于Crohn病的"竹节状外观"，但病理组织学上与Crohn病胃病变并不相同。Ikeda等报道，由于胃体部萎缩进展，胃体部残存皱襞中多发的假息肉在3年后基本消失的AIG病例，表明多发的假息肉可能是AIG的初期/早期。关于本次研究病例中的这些假息肉以后是消退或是长期

表1 **不同*H.pylori*感染状态下AIG的临床资料及血清学资料**

	*H.pylori*阴性组（*n*=69）		*H.pylori*阳性组（*n*=11）		*P*值
平均年龄（最小值~最大值）	65.8±1.3	（37~89）	59.3±3.8	（39~84）	0.114
性别（男性：女性）	31：38（F=55.0%）		4：7（F=63.6%）		0.838
血清胃泌素（最小值~最大值）	3035.9±243.6	（510~10 165）	1477.6±266.8	（510~3000）	<0.01
PGⅠ（最小值~最大值）	8.7±0.9	（2.0~39.0）	10.3±2.4	（3.0~33.8）	0.353
PGⅡ（最小值~最大值）	10.4±0.6	（2.6~29.7）	16.0±2.5	（9.2~33.7）	<0.05
PGⅠ/Ⅱ比（最小值~最大值）	0.8±0.1	（0.3~3.1）	0.6±0.1	（0.3~1.0）	0.288
APCA阳性率（≥10）	88.4%（61/69）		72.7%（8/11）		0.352
抗内因子抗体阳性率	50.0%（10/20）		0.0%（0/2）		0.542
胃癌	10.1%（7/69）		0.0%（0/11）		0.595
胃内分泌肿瘤	4.3%（3/69）		0.0%（0/11）		1.000
恶性贫血	13.5%（5/37）		0.0%（0/4）		1.000
合并自身免疫性疾病	13.0%（9/69）		18.2%（2/11）		1.000

*H.pylori*感染状态是通过检测血清抗*H.pylor*-IgG抗体判定的，试剂盒由荣研公司提供，抗体效价结果为采用平均值±标准差，统计学分析：Mann–Whitneyu检验，和χ²检验

因此，关于*H.pylori*感染对AIG的临床表现、内镜下表现的影响和存在的一些问题，本文就AIG与*H.pylori*感染之间的关系，学习查阅文献，综述报告如下。

*H.pylori*感染状态下的AIG的临床表现、内镜所见和病理组织学表现的差异

1. 临床表现的差异

笔者等根据源自多家医院及研究机构的80例AIG患者的血抗*H.pylori*抗体检测结果，将其分为*H.pylori*阳性组和阴性组，对血清学的检测结果进行了比较，研究发现血清胃泌素值和血清胃蛋白酶原（pepsinogen，PG）Ⅱ值有统计学差异（**表1**）。*H.pylori*阴性组的血清胃泌素水平明显高于阳性组（*P*<0.01），*H.pylori*阳性组的PGⅡ水平明显高于阴性组（*P*<0.05）。PGⅠ和PGⅠ/Ⅱ比两组之间无统计学差异。两组患者在年龄、性别、恶性贫血发病率、自身免疫性疾病发病率等临床表现以及APCA阳性率和抗内因子抗体阳性率方面比较，差异无统计学意义。

表2为迄今为止关于*H.pylori*感染中AIG

临床和血清学表现（血清胃泌素水平、PG水平、APCA阳性率）的报道。两组之间平均年龄、性别没有差异，APCA的阳性率、合并胃癌和胃内分泌瘤的比例、恶性贫血的比例、已经合并自身免疫性疾病的比例均没有差异。大多数报告认为*H.pylori*相关AIG（现感染和既往感染）的血清胃泌素值比*H.pylori*不相关AIG（未感染）低，但加藤等的报告和作者本人的研究中，*H.pylori*相关AIG的血清胃泌素值明显降低。另一方面，关于PG，丸山报道*H.pylori*相关AIG与*H.pylori*非相关AIG较PGⅠ值显著降低。

2. 内镜下所见的差异

AIG的内镜下所见，其特征是相对于胃窦，胃体部出现明显的萎缩（逆萎缩），但也有报告指出，胃体部黏膜表面黏稠的黏液和残存的胃底腺黏膜、胃窦的圆形皱襞等是AIG的特异性表现。

图1（病例1、2）为*H.pylori*阴性的AIG的内镜图像。在*H.pylori*阴性的情况下，胃窦没有炎症或萎缩，但在胃体部，由于萎缩血管透见明显，因此很容易发现AIG特征性的逆萎缩。但是，如果AIG合并*H.pylori*感染，则会

■ 表2 合并*H.pylori*感染的 AIG的临床资料和血清学资料

	*H.pylori*非相关组（未感染）（*n*）	*H.pylori*相关组（感染和既往感染）（*n*）	*P*值
年龄			
Soykan等（2012）[*]	53.28 ± 12.35（79）	54.40 ± 14.14（30）	0.781
Venerito等（2016）[**]	58 ± 14（18）	77 ± 6（4）	ND
Notsu等（2019）[**]	58.5 ± 2.4（17）	59.4 ± 2.9（16）	0.787
加藤等（2022）[†]	71（9）	73（24）	ND
本研究[**]	65.8 ± 1.3（69）	59.3 ± 3.8（11）	0.114
性差（男性：女性）			
Soykan等（2012）	25：54（79）	12：18（30）	0.411
Venerito等（2016）	5：13（18）	3：1（4）	ND
Notsu等（2019）	8：9（17）	8：8（16）	0.866
加藤等（2022）	2：7（9）	10：14（24）	ND
本研究	31：38（69）	4：7（11）	0.627
APCA阳性率（*n*）			
Soykan等（2012）	81.0%（64/79）	90%（27/30）	0.388
Venerito等（2016）	89%（16/18）	100%（4/4）	ND
加藤等（2022）	89%（8/9）	95%（23/24）	0.48
本研究	88.4%（61/69）	72.7%（8/11）	1.0
胃癌（*n*）			
加藤等（2022）	22%（2/9）	21%（5/24）	1.0
本研究	10.1%（7/69）	0%（0/11）	1.0
胃内分泌肿瘤（*n*）			
Venerito等（2016）	22%（4/18）	0%（0/4）	ND
加藤等（2022）	0%（0/9）	8%（2/24）	1.0
本研究	4.3%（3/69）	0%（0/11）	1.0
恶性贫血（*n*）			
加藤等（2022）	11%（1/9）	8%（2/24）	1.0
本研究	13.5%（5/37）	0.0%（0/4）	1.0
合并自身免疫性疾病（*n*）			
Soykan等（2012）	31.6%（25/79）	30.0%（9/30）	0.837
Venerito等（2016）	56%（10/18）	0%（0/4）	ND
本研究	13.0%（9/69）	18.2%（2/11）	1.000
血清胃泌素（pg/mL）			
Soykan等（2012）[*]	1340.5 ± 768.73（79）	1233.0 ± 471.0（30）	0.411
Notsu等（2019）[**]	1578 ± 391（17）	970 ± 306（16）	0.407
加藤等（2022）[†]	1525.5（9）	497.0（24）	0.03
本研究[**]	3035.9 ± 243.6（69）	1477.6 ± 266.8（11）	<0.01
PG I（ng/mL）			
丸山（2022）[**]	10.0 ± 11.1（61）	7.3 ± 1.3（21）	<0.05
本研究[**]	8.7 ± 0.9（69）	10.3 ± 2.4（11）	0.353
PG I/II 比			
Notsu等（2019）[**]	1.6 ± 0.5（17）	2.3 ± 1.7（16）	0.152
本研究[**]	0.8 ± 0.1（69）	0.6 ± 0.1（11）	0.288

[*]：平均值 ± 标准差；[**]：平均值 ± 标准差；[†]：平均值。

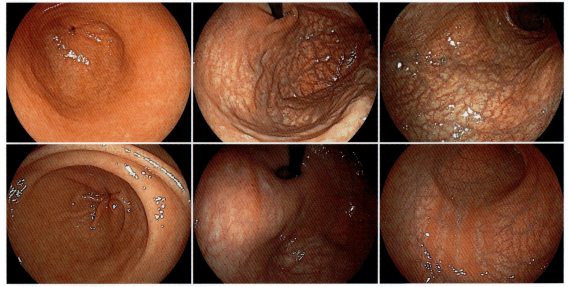

a	b	c
d	e	f

图1 *H.pylori*阴性AIG的内镜下所见

a~c[**病例1**] 40岁，女性。血清胃泌素值3000 pg/mL以上，APCA 160倍，血清抗*H.pylori*–IgG抗体值未达到"荣研"公司*H.pylori*抗体Ⅱ3 U/mL。

a 胃窦部。胃窦部未见萎缩。
b 胃底部。胃底部可见明显的血管透见，比较容易发现。
c 胃体部。整个胃体部均可见血管透见，比较容易发现。胃体部大弯的黏膜皱襞消失。

d~f[**病例2**] 50岁，女性。血清胃泌素值1200 pg/mL，APCA 40倍，血清抗*H.pylori*–IgG抗体值未达到"荣研"公司*H.pylori*抗体Ⅱ3 U/mL。

d 胃窦部。胃窦部未见萎缩。
e 胃底部。胃底部可见明显的血管透见，比较容易发现。
f 胃体部。胃体部大弯的局部可见线状的发红，整个胃体部均可见血管透见，比较容易发现。胃体部大弯的黏膜皱襞消失。

在胃窦出现炎症和萎缩等变化，而在胃体部引起的炎症，使胃体部的血管透见不明显，有时很难通过内镜评估为逆萎缩［**图2**（**病例3、4**）］。此外，有时也会被误认为是伴有*H.pylori*感染的重度萎缩性胃炎的病例。对于胃窦有萎缩且胃体重度萎缩的病例，也需要与*H.pylori*阳性的AIG进行鉴别。

检索过去有关*H.pylori*感染的AIG的内镜表现的报告，加藤等指出，AIG的特征性表现即残留胃底腺黏膜、黏膜表面黏稠的黏液，与*H.pylori*相关组（现感染和既往感染）和非相关组（未感染）之间没有显著的差异，但也有报道，肠上皮化生和地图样发红在*H.pylori*非相关组比相关组要多。另一方面，Terao等的多中心研究指出，固着黏液在*H.pylori*阳性病例

（抗血清*H.pylori* IgG抗体阳性）中仅占2.8%（2/72），由此可见*H.pylori*感染对AIG的内镜所见有很大的影响。

3. 病理组织学表现的差异

　　AIG的病理组织学所见根据萎缩的进展程度，分为早期（early phase）、进展期（florid phase）、终末期（end stage）的三个阶段。无论AIG的分期如何，由于APCA以胃底腺为靶点，导致主要在黏膜深层发生伴有淋巴细胞浸润的炎症（**图3a**），在*H.pylori*感染的胃炎中，*H.pylori*存在于胃黏膜的浅层（小凹上皮层），炎症主要在表层。而*H.pylori*阳性AIG，是一种全层炎症，并且伴有中性粒细胞的浸润（**图3b**）。Choudhuri等的报告提出，作为病理组织学所见，伴有胃底腺消失和ECL细胞增生

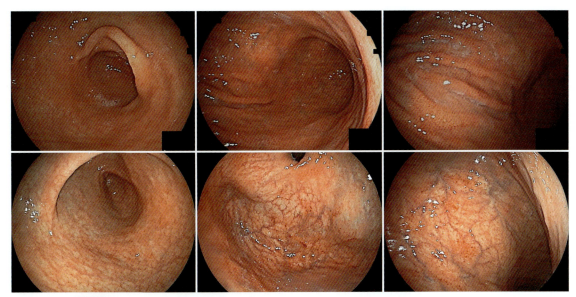

| a | b | c |
| d | e | f |

图2 *H.pylori*阳性的 AIG 的内镜下所见

a~c［**病例3**］40岁，男性。血清胃泌素值440 pg/mL，APCA 80倍，血清抗*H.pylori*–IgG抗体值为"荣研"公司*H.pylori*抗体Ⅱ29 U/mL。

a 胃窦部。胃窦部可见轻度萎缩。

b 胃角及胃体部。胃窦体交界大弯萎缩的界限清晰可见。胃体部弥漫性发红。

c 胃体部。胃体部大弯弥漫性发红，附着较多黏稠的黏液，血管透见不明显。胃体部大弯的皱襞比较明显。

d~f［**病例4**］60岁，男性。血清胃泌素值800 pg/mL，APCA 40倍，血清抗*H.pylori*–IgG抗体值为"荣研"公司*H.pylori*抗体Ⅱ19 U/mL。

d 胃窦部。胃窦部可见萎缩。

e 胃底部。胃底部的局部可见血管透见，局部发红不明显。

f 胃体部。胃体部大弯的局部可见血管透见，局部发红不明显。

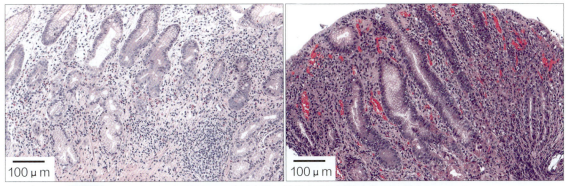

| a | b |

图3 *H.pylori*阴性·阳性的 AIG 的胃底腺区域的病理组织学改变（HE染色，×100）

a *H.pylori*阴性。黏膜深层可见淋巴细胞为主的炎症细胞，胃底腺组织可见重度萎缩。

b *H.pylori*阳性。可见明显的毛细血管增生，黏膜全层可见嗜酸性粒细胞、中性粒细胞、淋巴细胞及浆细胞等炎症细胞浸润，胃底腺组织可见重度萎缩。

的全层炎症，可能有助于 *H.pylori* 感染阳性的 AIG 的诊断。

幽门螺杆菌感染·未感染·既往感染的诊断的现状和存在的问题

AIG 对应的是 Strickland 等所提出的 A 型胃炎，是以胃体部为主的萎缩性胃炎，其内镜下所见为胃体部黏膜的重度萎缩，但胃窦黏膜却没有萎缩，呈现出逆萎缩模式这一特征性表现。另一方面，由于 *H.pylori* 感染引起的胃炎是胃窦部 – 胃体部的萎缩，这与 Strickland 等的 B 型胃炎相对应，胃炎的分布完全不同。因此认为，*H.pylori* 感染会影响 AIG 的临床表现及内镜表现。有文献报告，近年来日本 AIG 合并 *H.pylori* 感染的发生率为 7.8% ~ 24.4%，但现实的问题是，AIG 是否合并 *H.pylori* 感染的诊断也存在一定的困难。其原因是①与 *H.pylori* 感染无关的胃体部萎缩，②有时诊断胃窦部萎缩比较困难，③由于重度萎缩引起无酸的状态，导致胃内除 *H.pylori* 以外的具有尿素酶活性的细菌的存在，因此通过快速尿素酶试验（ Rapid urease test, RUT ）或尿素呼气试验（ urea breath test, UBT ）出现假阳性，④由于重度萎缩，*H.pylori* 无法生存，*H.pylori* 自然消失，则无法明确区分未感染和现感染的病例。

AIG 导致高胃泌素血症的原因，是由于胃体部的重度萎缩导致无酸状态，通过负反馈机制，幽门腺的胃泌素细胞产生了胃泌素。在合并 *H.pylori* 感染的情况下，由于胃窦也呈现萎缩性变化和肠上皮化生，因此幽门腺的胃泌素细胞减少，血清胃泌素值则可能不会出现明显的高值。Korman 等正在研究根据萎缩程度将非 AIG 与 AIG 的血清胃泌素值差异进行比较。他们的报告指出，胃窦萎缩较少的 APCA 阳性 AIG 患者的血清胃泌素值[（476 ± 74）pg/mL]明显低于 APCA 阴性的胃窦到胃体部都有萎缩性变化的患者的血清胃泌素值[（129 ± 31）pg/mL]，考虑血清胃泌素值的差异可能受到胃窦部萎缩变化的

影响。Furuta 等将血清抗 *H.pylori* IgG 抗体水平设定为 3 U/mL 作为临界值，对 *H.pylori* 相关组（现感染和既往感染）和 *H.pylori* 非相关组（未感染）的 AIG 进行了病理组织学研究。结果发现，在胃窦部，*H.pylori* 相关组的萎缩程度和慢性炎症评分明显要高，表明 *H.pylori* 感染可能会影响到血清胃泌素值，导致胃窦部出现萎缩性变化。

关于内镜下的表现，由于 *H.pylori* 感染会导致胃窦部出现炎症、萎缩，有时还会出现肠上皮化生，而胃体部则会出现弥漫性发红，这使得 AIG 特有的胃体部逆萎缩变得不明显，从而给 AIG 的内镜下诊断带来困难。日本 AIG 的诊断标准推荐在 *H.pylori* 根除后进行血清胃泌素值的测定，由于有的病例在根除 *H.pylori* 后胃底萎缩会变得更明显，因此，有必要在根除 *H.pylori* 后进行定期的内镜检查。

针对 AIG 病例进行 *H.pylori* 感染的诊断时，推荐使用除了快速尿素酶试验（RUT）和尿素呼气试验（UBT）以外的诊断方法。原因是，Furuta 等报告 UBT 可能产生假阳性结果即"泥沼除菌"，这已被广泛认识。对于 AIG 病例的 UBT 的阳性判断可能存在假阳性的风险。除了血清抗体检测外，镜检和粪便抗原检测在诊断现症感染方面也非常有效，建议同时使用这两种检测方法进行诊断。

H.pylori 感染是 AIG 的原因吗？

关于 *H.pylori* 感染是否是 AIG 的原因，有很多讨论，但尚未得出结论。欧美为代表的一些肯定性报告中，关于 AIG 的发病机制指出，*H.pylori* 感染导致的胃黏膜损伤是一个因素，由此产生的针对胃壁细胞中的 H^+/K^+–ATPase 的自身抗体，最终导致胃壁细胞被破坏，进展为 AIG。此外，也有报告指出 *H.pylori* 和 H^+/K^+–ATPase 具有相似的抗原。日本 *H.pylori* 感染率和由 *H.pylori* 引起的萎缩性胃炎的比例虽然很高，但并发恶性贫血的发病率相对较低。尽管 *H.pylori* 感染率逐年减少，但 AIG 的报告病例

却明显增多，而且在对日本的恶性贫血病例进行血清抗体检测研究时，并未发现 *H.pylori* 阳性病例，因此 *H.pylori* 起因说得出了否定性的结论，所以最终结论还有待进一步的探讨。

日本有几例报道，对 *H.pylori* 阳性的病例进行除菌治疗后，被诊断出 AIG。该结果与 Okazaki 等和 Ohana 等所做的 Th1 型 AIG 在 *H.pylori* 感染后产生 Th2 型免疫应答，导致 Th1/Th2 免疫平衡的变化，从而抑制 Th1 型 AIG 的黏膜损害的结果一致。这些实验结果提示，对 *H.pylori* 感染阳性的 AIG 进行除菌治疗，可能会导致 Th1/Th2 免疫平衡的破坏，使得 Th1 占优势，进而导致胃体部黏膜的损伤进展，最终使 AIG 伴随的萎缩变得更加明显。然而，也有报告指出，对合并 *H.pylori* 感染的 AIG 进行除菌治疗后，胃底腺的萎缩得到了改善，因此关于 *H.pylori* 感染对 AIG 的影响，目前也未得出明确的结论。未来，通过临床观察，随访合并 *H.pylori* 感染的病例，有望发现与 *H.pylori* 感染之间的关系。

结论

本文概述了当前关于 AIG 与 *H.pylori* 的相关性和存在的问题。对于 *H.pylori* 阳性的 AIG，*H.pylori* 引起的炎症可能会加剧 AIG 已有的胃黏膜改变，使得诊断变得更加困难。我们需要积累更多的病例，进一步探讨 *H.pylori* 是否是 AIG 的病因，如果是，那么 *H.pylori* 除菌治疗是否会导致 AIG 的进展或改善。此外，在常规的内镜检查过程中一定要意识到在 *H.pylori* 感染性胃炎的患者中，也可能合并有 AIG 的情况，因此在观察时需要特别留意。

参考文献

[1]Strickland RG, Mackay IR. A reappraisal of the nature and significance of chronic atrophic gastritis. Am J Dig Dis 18: 426–440, 1973.

[2]Kokkola A, Sjöblom SM, Haapiainen R, et al. The risk of gastric carcinoma and carcinoid tumours in patients with pernicious anaemia. A prospective follow-up study. Scand J Gastroenterol 33: 88–92, 1998.

[3]Sato Y, Imamura H, Kaizaki Y et al. Management and clinical outcomes of type I gastric carcinoid patients: retrospective, multicenter study in Japan. Dig Endosc 26: 377–384, 2014.

[4]角直樹，春間賢，山田学，他．5重胃癌が発生した前庭部の萎縮を伴う自己免疫性胃炎の1例．Gastroenterol Endosc 63: 1501–1507, 2021.

[5]中平真衣，八十田明宏，廣田圭昭，他．ガストリン高値と低血糖を認めた多発性内分泌腫瘍症1型（MEN1）の1症例．日内分泌会誌 90: 84–86, 2014.

[6]Cellini M, Santaguida MG, Virili C, et al. Hashimoto's thyroiditis and autoimmune gastritis. Front Endocrinol（Lausanne）. 8: 92, 2017.

[7]Terao S, Suzuki S, Yaita H, et al. Multicenter study of auto-immune gastritis in Japan: Clinical and endoscopic chara cteristics. Dig Endosc 32: 364–372, 2020.

[8]青木利佳，安田貢，春藤譲治，他．内視鏡検診におけるA型胃炎．胃と腸 54: 1046–1052, 2019.

[9]Ihara T, Ihara N, Kushima R. Autoimmune gastritis with a long-term course of type B gastritis: A report of two cases. Intern Med 62: 855–863, 2023.

[10]Sumi N, Haruma K, Kamada T, et al. Diagnosis of histological gastritis based on the Kyoto classification of gastritis in Japanese subjects – including evaluation of aging and sex difference of histological gastritis. Scand J Gastroenterol 57: 260–265, 2022.

[11]Soykan I, Yakut M, Keskin O, et al. Clinical profiles, endoscopic and laboratory features and associated factors in patients with autoimmune gastritis. Digestion 86: 20–26, 2012.

[12]Venerito M, Varbanova M, Röhl FW, et al. Oxyntic gastric atrophy in *Helicobacter pylori* gastritis is distinct from auto-immune gastritis. J Clin Pathol 69: 677–685, 2016.

[13]Notsu T, Adachi K, Mishiro T, et al. Prevalence of autoimmune gastritis in individuals undergoing medical checkups in Japan. Intern Med 58: 1817–1823, 2019.

[14]加藤元嗣，渡辺亮介，東野真幸，他．自己免疫性胃炎における*H. pylori*感染と*H. pylori*未感染の違い．Helicobacter Res 26: 48–54, 2022.

[15]丸山保彦．A型胃炎とB型胃炎（自己免疫性胃炎と*H. pylori*感染胃炎）．日ヘリコバクター会誌 24: 56–59, 2022.

[16]Kamada T, Maruyama Y, Monobe Y, et al. Endoscopic features and clinical importance of autoimmune gastritis. Dig Endosc 34: 700–713, 2022.

[17]渡辺英伸．自己免疫性胃炎の組織診断と組織学的時相分類：新提案．日消誌 119: 528–539, 2022.

[18]Choudhuri J, Hall S, Castrodad-Rodriguez CA, et al. Features that aid identification of autoimmune gastritis in a background of active *Helicobacter pylori* infection. Arch Pathol Lab Med 145: 1536–1543, 2021.

[19]Korman MG, Strickland RG, Hansky J. Serum gastrin in chronic gastritis. Br Med J 2: 16–18, 1971.

[20]Furuta T, Baba S, Yamade M, et al. High incidence of auto-immune gastritis in patients misdiagnosed with two or more failures of *H. pylori* eradication. Aliment Pharmacol Ther 48: 370–377, 2018.

[21]鎌田智有，渡辺英伸，古田隆久，他．自己免疫性胃炎の診断基準に関する附置研究会からの新提案．Gastroenterol Endosc 65: 173–182, 2023.

[22]八板弘樹，蔵原晃一，大城由美，他．A型胃炎に合併した胃癌症例の特徴．胃と腸 54: 1025–1034, 2019.

[23]Negrini R, Lisato L, Zanella I, et al. *Helicobacter pylori* infection induces antibodies cross-reacting with human

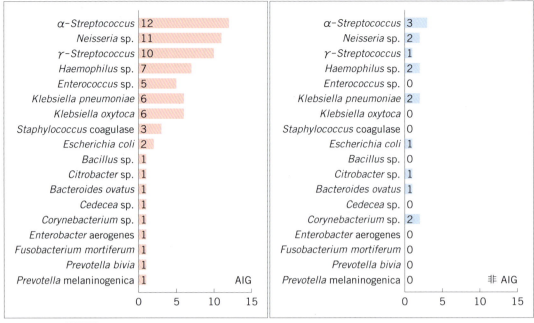

图1 胃黏膜组织的细菌培养结果

a AIG病例中培养鉴定的细菌。

b 非AIG病例中培养鉴定的细菌。

（Furuta T, et al. High incidence of autoimmune gastritis in patients misdiagnosed with two or more failures of *H. pylori* eradication. Aliment Pharmacol Ther 48：370–377, 2018より一部改変して転載）

性结果，被判定为除菌失败而反复进行除菌治疗的情况。不过，这些病例实际上大部分都是已经除菌成功，或者原本就没有感染 *H.pylori*，而是 AIG。

在 AIG 中，壁细胞因为自身免疫机制被破坏，由于胃酸分泌能力显著降低，导致胃内 *H.pylori* 以外的杂菌有生存的机会。对 35 例 AIG 病例胃黏膜活检后进行细菌培养，33 例（94.3%）培养出细菌（**图 1a**），而非 AIG 病例中，则培养出细菌的病例较少（**图 1b**）。

培养出的细菌虽然没有幽门螺杆菌的尿素酶活性那么强，但是尿素呼气试验（UBT）也是阳性，因此会被判定为除菌失败。由于这些细菌是口腔和肠道的常在菌，因此即使反复使用各种抗菌药，也不会消失，UBT 会持续阳性，反复进行除菌治疗，使除菌治疗陷入泥沼。伴有幽门螺杆菌感染的萎缩性胃炎，因为除菌治疗迅速改善了胃的质子泵的 mRNA，胃酸分泌

增多，因此许多细菌无法在胃内生存，UBT 检测呈阴性。

除菌失败病例中AIG的患病率

图 2 显示没有除菌病史、1 次除菌失败和 2 次以上除菌失败病例中 AIG 的患病率。在没有接受过除菌治疗和一次除菌失败病例中，AIG 仅有极少数，但在被判定为二次除菌失败的病例中，大约 20% 为 AIG。

病例

患者为 30 多岁的女性，转诊目的为进行第三次除菌治疗。之前医生检查 UBT 阳性，属于低值，为 3.5 Δ ‰。除此之外还患有缺铁性贫血和斑秃。为了采集标本进行敏感性试验检查，进行了上消化道内镜检查（EGD），在胃窦至胃角没有发现萎缩（**图 3a、b**），但是在胃体及胃底发现有均匀和明显的萎缩改变（**图**

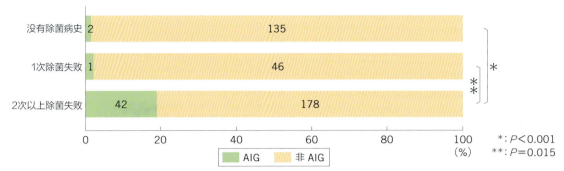

图2 没有除菌病史、1次除菌失败和2次以上除菌失败而来本院就诊的病例中AIG的患病率
AIG：自身免疫性胃炎；非AIG：非自身免疫性胃炎。
（Furuta T, et al. High incidence of autoimmune gastritis in patients misdiagnosed with two or more failures of *H. pylori* eradication. Aliment Pharmacol Ther 48：370–377, 2018より作成）

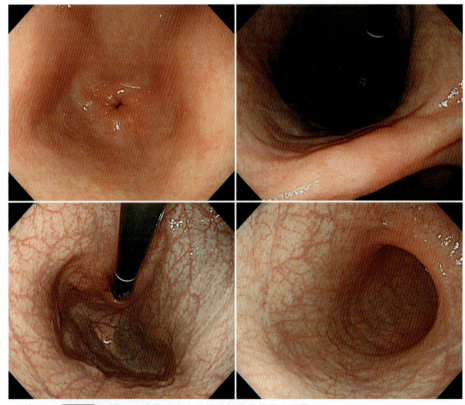

a	b
c	d

图3 认第三次除菌治疗为目的进行的内镜检查图像
a 胃窦未见萎缩。
b 胃角未见萎缩。
c 翻转观察胃体部~胃底。广泛均一的萎缩黏膜。
d 正镜观察胃体部大弯。广泛均一的萎缩黏膜。

3c、d）。

　　该病例幽门螺杆菌的快速尿素酶试验（rapid urease test，RUT）阴性，培养阴性，PCR（polymerase chain reaction）检测阴性，抗幽门螺杆菌IgG＜3 U/mL等抗体检测均为阴性。PG（pepsinogen）Ⅰ 2.7 ng/mL，PGⅡ 10.4 ng/mL和PGⅠ/Ⅱ比0.3，提示显著的萎缩。血清胃泌素＞3000 pg/mL。进行胃黏

表1 以泥沼除菌为发现契机的AIG病例的尿素呼气试验（UBT）和便中抗原检查的结果

病例	年龄（岁）	性别	PG I（ng/mL）	PG I / II 比	血清胶质蛋白（pg/mL）	UBT值（Δ‰）	大便抗原
1	68	女	3.2	0.5	1800	4.1	（－）
2	69	男	4.9	0.4	5900	4.5	（－）
3	55	女	4.2	0.4	2800	4.6	（－）
4	71	女	3.0	0.8	480	4.9	（－）
5	67	男	3.0	0.5	3001	5.0	（－）
6	52	女	4.4	0.6	5800	5.0	（－）
7	62	女	0	0	3700	5.2	（－）
8	61	男	2.5	0.5	2900	5.3	（－）
9	73	男	4.2	0.4	1400	5.4	（－）
10	62	女	3.9	0.6	5000	6.9	（－）
11	63	女	4.5	0.5	3800	7.0	（－）
12	74	男	3.4	0.5	5300	7.5	（－）
13	74	男	2.0	0.5	1500	7.9	（－）
14	79	男	2.4	0.3	2600	9.5	（－）
15	66	女	2.6	0.4	3900	10.2	（－）
16	67	男	2.1	0.4	3001	10.6	（－）
17	68	男	4.7	0.5	1300	13.5	（－）
18	71	男	4.4	1.0	2100	13.7	（－）

膜的组织细菌培养，培养出 α-链球菌、γ-链球菌和奈瑟菌属。它们都是口腔来源的细菌，具有尿素酶活性。

该病例抗甲状腺过氧化物酶（TPO）抗体阳性、抗甲状腺球蛋白抗体阳性，促甲状腺激素（thyroid-stimulating hormone，TSH）升高，诊断为桥本氏病，考虑为多腺性自身免疫综合征（polyglandular autoimmune syndrome，PAS）的Ⅲ b。此外，还伴有斑秃及 PAS Ⅲ c。

从H.pylori除菌治疗转向AIG的诊断

在 H.pylori 除菌治疗中意识到 AIG 的存在，对于不让患者陷入泥沼除菌是非常重要的。以下是几个要点。

1. 注意UBT阳性低值的病例

虽然 UBT 在大于 2.5 Δ‰时诊断为阳性，

但几乎都在 20 Δ‰以上。一方面，在没有幽门螺杆菌感染的 AIG 病例中，10 Δ‰以下的情况较多，超过 20 Δ‰的情况几乎没有（**表1**）。因此，UBT 值较低且为阳性的情况下，有必要考虑 AIG 的可能性。

2. 粪便抗原检测在除菌判断中的灵活应用

粪便抗原检查是一种无创的 H.pylori 检查方法。在对泥沼除菌病例中发现的 AIG 病例进行粪便抗原检查时，虽然 UBT 为阳性低值，但是粪便抗原检查全部为阴性。因此，在进行除菌判定时活用粪便抗原检查是非常有效的。

3. 组织病理学检查的灵活应用

如果进行胃黏膜活检病理组织学检查，除了可以判定有无 H.pylori 外，还可以从病理学上诊断 AIG。

4. 培养检查的灵活应用

在泥沼除菌的病例中，即使过去有感染，

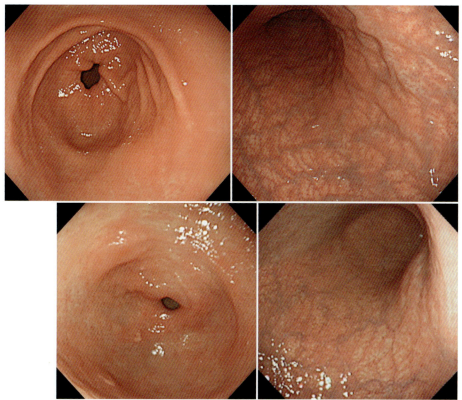

图4 AIG 的胃体部的内镜图像
a 无 *H.pylori* 感染的AIG病例的胃窦。没有萎缩。
b a病例的胃体。血管网透见。
c 伴有*H.pylori*感染的AIG病例的胃窦可见黄色瘤。
d c病例的胃体部。血管网透见。

也几乎都除菌成功，因此在培养检查中 *H.pylori* 也不会呈阳性。

5. 血清胃泌素高值

　　AIG 的血清胃泌素为高值（九成以上的病例为 1000 pg/mL 以上）。另一方面，在通常的 *H.pylori* 感染胃炎中，除一部分病例外，除菌后大部分病例都在 200 pg/mL 以下。通过观察除菌治疗前的数值及除菌后的变化，可以发现 AIG。

6. 血清PGI低值

　　在很多 AIG 病例中，PG I 在 10 ng/mL 以下，PG I / II 比不足 1，因此可以怀疑是本胃炎。

7. 自身免疫性甲状腺疾病

　　AIG 的约半数病例伴发自身免疫性甲状腺疾病。也被称为 "Thyrogastric syndrome"，属于多腺性自身免疫综合征（polyglandular autoimmune syndrome，PAS）的 III b。患者患有甲状腺疾病时需要注意。

8. 内镜所见

　　AIG 与伴 *H.pylori* 感染的萎缩性胃炎有几个不同之处。当整个胃体部都萎缩时，黏膜下血管网透见非常明显。另外，不伴有 *H.pylori* 感染的萎缩性胃炎，由于胃窦部没有萎缩，因此就可以看到所谓的逆萎缩（**图4a、b**）。但是，如果伴有 *H.pylori* 感染，不仅胃体部明显萎缩，在胃窦部也可见胃炎，有的病例伴有黄色瘤（**图4c、d**）。单纯的 *H.pylori* 感染性胃炎，在除菌治疗后，酸分泌得到改善，附着黏液会消失。如果 AIG 合并 *H.pylori* 感染，则可以观察到黏膜表面附着白灼的黏液。除菌后黏膜的色泽也

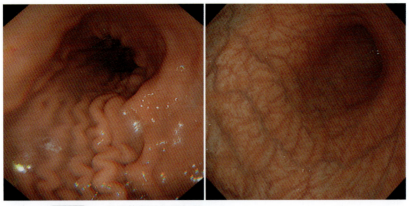

a | b

图5 AIG的胃体所见与送气量
a 送气不足的情况下无法判断萎缩。
b 充分送气后可见明显萎缩的黏膜。

没有改善。

另外，在进行内镜检查评价AIG的萎缩时，需要在充分送气的状态下进行观察。**图5**显示的是AIG病例的胃体部所见。**图5a、b**所示为同一病例，但在送气不充分时（**图5a**）无法判断胃体部萎缩的情况。通过充分送气伸展，可以观察到胃体部大弯均匀的萎缩（**图5b**）。

AIG诊断后的应对措施

如果诊断为AIG，应检查是否存在与铁和其他矿物质缺乏、维生素B_{12}缺乏相关的疾病(恶性贫血、神经系统疾病)、自身免疫性甲状腺疾病等。然后根据结果进行治疗。另外，还要对患者进行详细的解释说明未来有神经内分泌肿瘤（NET）和胃癌的发病风险，随诊进行内镜检查是非常重要的。

结论

现在的除菌疗法的中心是VPZ方案。可以认为，在该方案中，二次除菌失败的病例非常少。因此，在用VPZ方案进行二次除菌失败的情况下，在转向三次除菌之前，有必要重新审视内镜观察到的图像，或者试着检测血清胃泌素值等，判断是否AIG。我们经历了AIG并发桥本氏病的病例以及原因不明的缺铁性贫血和

脱发（PAS Ⅲ c）。AIG不仅引发NET和胃癌的风险很高，而且也是恶性贫血及神经疾病的原因，所以要引起足够的重视。能够做到这一点的只有消化内镜的医生，不局限于遇到除菌治疗的情况，在发现有胃黏膜萎缩的病例时，一定要考虑到是否有AIG的存在。

参考文献
[1]廣川誠．悪性貧血．日内会誌 103: 1609–1612, 2014.
[2]青木利佳，春藤譲治，春間賢．日本におけるA型胃炎の頻度と特徴．Gastroenterol Endosc 59: 881, 2017.
[3]Notsu T, Adachi K, Mishiro T, et al. Prevalence of autoimmune gastritis in individuals undergoing medical checkups in Japan. Intern Med 58: 1817–1823, 2019.
[4]Nishizawa T, Yoshida S, Watanabe H, et al. Clue of diagnosis for autoimmune gastritis. Digestion 102: 903–910, 2021.
[5]古田隆久，山出美穂子，魚谷貴洋，他．自己免疫性胃炎とH. pylori感染とその除菌との関連．胃と腸 54: 1036–1041, 2019.
[6]Furuta T, Baba S, Yamade M, et al. High incidence of auto-immune gastritis in patients misdiagnosed with two or more failures of H. pylori eradication. Aliment Pharmacol Ther 48: 370–377, 2018.
[7]Furuta T, Baba S, Takashima M, et al. H+/K+-adenosine triphosphatase mRNA in gastric fundic gland mucosa in patients infected with Helicobacter pylori. Scand J Gastroenterol 34: 384–390, 1999.
[8]Furuta T, Baba S, Takashima M, et al. Effect of Helicobacter pylori infection on gastric juice pH. Scand J Gastroenterol 33: 357–363, 1998.
[9]Hanai S, Ito T, Furuta T, et al. Alopecia areata with autoimmune polyglandular syndrome type 3 showing type 1/Tc1 immunological inflammation. Eur J Dermatol 30: 425–427, 2020.
[10]鎌田智有，渡辺英伸，古田隆久，他．自己免疫性胃

炎の診断基準に関する附置研究会からの新提案.
Gastroenterol Endosc 65: 173-182, 2023.

[11]Cellini M, Santaguida MG, Virili C, et al. Hashimoto's thyroiditis and autoimmune gastritis. Front Endocrinol （Lausanne） 8: 92, 2017.

[12]Murakami K, Sakurai Y, Shiino M, et al. Vonoprazan, a novel potassium-competitive acid blocker, as a component of first-line and second-line triple therapy for *Helicobacter pylori* eradication: a phase III, randomised, double-blind study. Gut 65: 1439-1446, 2016.

Summary

Strategies for the Diagnosis of Autoimmune Gastritis Based on Cases of Repeated Failed *Helicobacter pylori* Eradication

Takahisa Furuta[1], Mihoko Yamade[2],
Tomohiro Higuchi[3], Satoru Takahashi[2],
Natsuki Ishida[3], Satoshi Tamura[2],
Shinya Tani, Moriya Iwaizumi[4],
Yasushi Hamaya[2], Satoshi Osawa[3],
Ken Sugimoto[2]

The possibility of AIG (autoimmune gastritis) should be considered in cases of repeated failures of *Helicobacter pylori* eradication therapy based on the UBT (urea breath test). In AIG, achlorhydria is caused by the destruction of parietal cells by an autoimmune mechanism in which various bacteria with urease activity besides *H. pylori* can live. UBT is used to judge eradication, a positive result indicating eradication failure. Therefore, when UBT yields a low-level positive, the possibility of AIG should be considered. Furthermore, the endoscopic findings and examinations by other methods (e.g., measurement of serum gastrin, pathological diagnosis, and stool antigen test) should be reviewed.

[1]Furuta Clinic for Internal Medicine, Iwata, Japan.
[2]First Department of Medicine, Hamamatsu University School of Medicine, Hamamatsu, Japan.
[3]Department of Endoscopic and Photodynamic Medicine, Hamamatsu University School of Medicine, Hamamatsu, Japan.
[4]Department of Laboratory Medicine, Hamamatsu University Hospital, Hamamatsu, Japan.

自身免疫性胃炎合并幽门腺腺瘤内癌1例

佐野村 诚 [1]

疋田 千晶

山田 达明

辻 沙也佳

富永 真央

松尾 奈奈子

礒山 直邦

西谷 仁

丰田 昌夫 [2]

植田 初江 [3]

广濑 善信 [4]

西川 浩树 [5]

摘要● 患者70多岁，男性。因饭后上腹部不适，到我科门诊就诊。实施EGD后，发现胃体上部后壁有7 cm大小的集簇状结节样隆起性病变。胃窦部无萎缩性变化，但胃体部可见高度萎缩。胃泌素升高，抗壁细胞抗体阳性，PGⅠ/Ⅱ比低值，诊断为自身免疫性胃炎（A型胃炎）合并胃肿瘤，施行了腹腔镜下全胃切除术。病理组织学结果为自身免疫性胃炎合并幽门腺腺瘤内癌。

关键词   自身免疫性胃炎   A 型胃炎   幽门腺腺瘤   胃型腺瘤 胃癌

[1] 北摄综合病院消化器内科   〒 569-0852 高槻市北柳川町 6-24
     E-mail：sanomura@beach.ocn.ne.jp
[2] 同   一般消化器外科
[3] 同   病理诊断科
[4] 大阪医科药科大学医学部病理学教室
[5] 同   第 2 内科（消化器内科）

前言

幽门腺腺瘤是一种比较罕见的胃肿瘤，好发于胃体上部～中部，背景黏膜多为 H.pylori（Helicobacter pylori）感染或自身免疫性胃炎（autoimmune gastritis，AIG，A 型胃炎）引起的萎缩黏膜。本文笔者们介绍了 1 例 AIG 背景下的 7 cm 大小的幽门腺腺瘤内癌。

病例

患 者：70 多岁，男性。

主 诉：餐后上腹不适。

既往史：高血压、血脂异常、肺气肿、非酒精性脂肪肝。

现病史：进食后上腹部不适，到我科门诊就诊。

初诊时体征：体温 36.2℃，脉搏 66 次 /min，血压 140/78 mmHg。神志清，睑结膜无苍白。球结膜无黄染。腹部平坦、柔软，无压痛。

血液生化检查所见（表 1）   无贫血及炎症所见。H.pylori 抗体及尿素呼气试验为阴性，胃泌素 4050 pg/mL 为高胃泌素血症，抗胃壁细胞抗体阳性，胃蛋白酶原（pepsingen，PG）Ⅰ/Ⅱ比为 0.2，符合 AIG 所见。

胃 X 线造影检查所见（图 1）   仰卧位双重造影像，胃窦部萎缩性变化虽然不明显，但胃体大弯侧皱襞消失，反映了广泛的黏膜萎缩（**图 1a**）。胃体上部后壁发现了 7 cm 大的结节集簇样的隆起性病变，提示为上皮性胃肿瘤的影像（**图 1b、c**）。侧面像观察肿瘤的伸展性良好（**图 1d**）。综合以上所见，考虑为 AIG 合并了胃肿瘤。

表1 血液生化所见

WBC	6600/μL
RBC	538×10^4 g/dL
Hb	17.0 g/dL
Ht	48.4%
Plt	20.7×10^4/μL
ESR	3 mm（1h）
CEA	5.32 ng/mL
CA19-9	81.40 U/mL
*H.pylori*抗体	<3 U/mL
尿素呼气试验	2.3‰
胃泌素	4050 pg/mL
维生素B₁₂	233 pg/mL
抗内因子抗体	（-）
抗胃壁细胞抗体	160倍
PG I	5.7 ng/mL
PG I / II 比	0.2
Na	141 mEq/L
K	3.6 mEq/L
Cl	110 mEq/L
BUN	10.8 mg/dL
Cr	0.81 mg/dL
T.Bil	0.7 mg/dL
TP	7.3 g/dL
Alb	4.4 g/dL
GOT	29 IU/L
GPT	34 IU/L
ALP	25 IU/L
LDH	218 IU/L
BS	108 mg/dL
CRP	0.14 mg/dL

上消化道内镜检查（esophagogastro-duodenoscopy，EGD）所见（图2） 普通观察，胃窦部无萎缩性变化（**图2a**），胃体部萎缩蔓延至到胃底部（**图2b**），呈现为逆萎缩像，因此内镜下强烈提示AIG。胃体上部后壁见7 cm大小的发红的结节集簇样隆起性病变（**图2c～f**），病变大弯侧伴有明显发红且柔软的乳头状隆起（**图2d**）。

靛胭脂染色后病变的边界、结节/颗粒显现得更加清晰（**图2g～j**），病变大弯侧乳头状隆起软垂（**图2h**）。类似于大肠的结节集簇样病变（laterally spreading tumor-granular type，LST-G）伴有较高的乳头状隆起样形态，为幽门腺腺瘤的特征性内镜像。

结节集簇部NBI（narrow band imaging）放大观察，未见不规整的微血管及微结构（**图2k**）。乳头状隆起部，可观察到不规整的乳头状、绒毛状所见（**图2l**），考虑该部位可能发生癌变。未发现LBC（light blue crest）和WOS（white opaque substance）。

根据以上所见，诊断为发生于AIG背景上的幽门腺腺瘤，局部可能癌变。

临床诊治经过 诊断为AIG合并胃体上部后壁7 cm大的幽门腺腺瘤部分癌变。虽然没有明显的深部浸润所见，但考虑到肿瘤的大小、发生部位及背景疾病等因素，最终施行了腹腔镜下全胃切除术。

切除固定后的标本中，在胃体上部后壁发现了7 cm大小的较高的结节状肿瘤，呈现出海葵状的形态（**图3**）。

对比图（图4） 切除固定后标本的切除部位与EGD图像的比对图。结节集簇部分为幽门腺腺瘤（黄线）。大弯侧乳头状隆起部分为高分化管状腺癌（红线）。

病理组织学所见（图5） 包括乳头状隆起部在内的切除标本放大镜像（切片1）（**图5a**）中，显示了乳头状、绒毛状结构。内镜下乳头状隆起的部位的病理组织学图像（**图5b、c**）显示，弱嗜酸性细胞质及椭圆形细胞核的高圆柱形上皮细胞密集增生。

综合细胞异型、结构异型及免疫组化结果，诊断为起源于幽门腺腺瘤的胃型黏液性状的高分化管状腺癌。肿瘤无黏膜下层浸润。边缘切除标本的放大像（切片2）（**图5d**）中，反映了肿瘤的结节簇状隆起。

在病理组织学图像（切片2）（**图5e**）中，与幽门腺相似的泡沫状、磨玻璃状的细胞质和

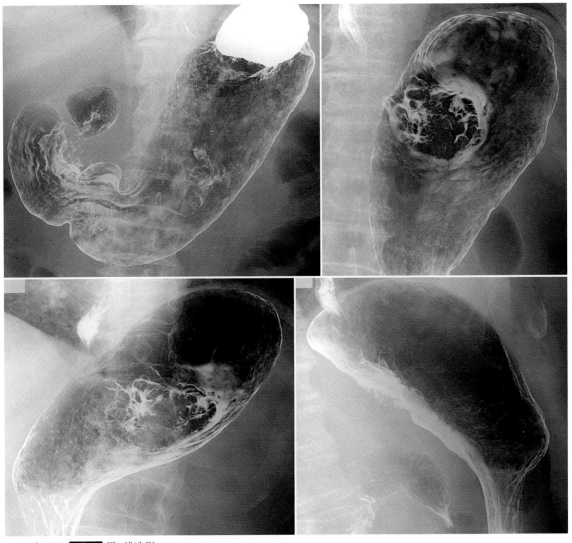

a	b
c	d

图1 胃X线造影
a 仰卧位双重造影。胃窦部无明显萎缩，但胃体大弯侧皱襞消失，反映了广泛萎缩黏膜所见。
b、c 半立位正面像。胃体上部后壁发现7 cm大的结节簇状隆起性病变，是上皮性胃肿瘤的影像。
d 侧面像（半立位像）。肿瘤的伸展性良好。

类圆形、小型的核小体排列在基底层的腺管呈管状～囊胞状增生，符合幽门腺腺瘤改变。反映小凹上皮型黏液的 MUC5AC 免疫组化染色像（切片2）（**图 5f**）中，阳性区域位于肿瘤表层。反映幽门腺、颈黏液细胞型黏液的 MUC6 免疫组织化学染色像（切片2）（**图 5g**）中，除了表层以外，整个肿瘤区域中均呈现 MUC6 的表达。另外，在切片2的腺瘤细胞中也发现了 PG Ⅰ（主细胞）的表达（**图 5h**）。

非肿瘤部的背景胃黏膜（胃体部大弯）的病理组织学图像（**图 5i**）中，可见胃腺部的幽门腺和颈部黏液腺（假幽门腺），局部尚散在肠上皮化生，壁细胞减少。同一部位的 chromogranin A 免疫组化染色像（**图 5j**）中，可见 ECL（enterochromaffin-like）细胞增生。

综上所述，诊断为进展最盛期的 AIG 背景基础上的，起源于胃体上部后壁的幽门腺腺瘤的高分化管状腺癌（黏膜内癌）〔adenocarcinoma

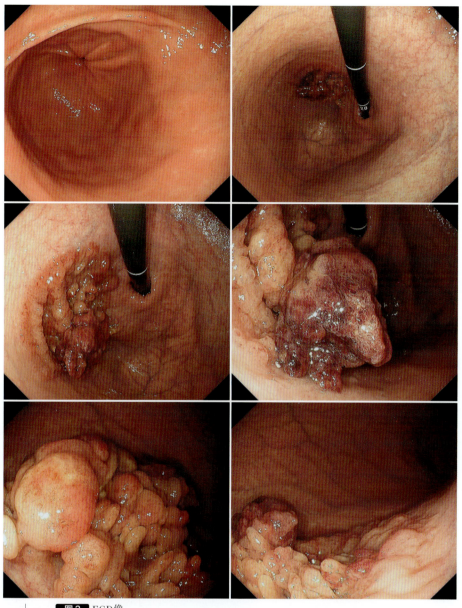

a	b
c	d
e	f

图2 EGD像

a~f 普通内镜像。胃窦部无萎缩性变化（a），胃体部～胃底部黏膜弥漫性萎缩（b）。胃体上部后壁可见7 cm大的发红结节集簇状隆起性病变（c~f），病变大弯侧伴有红软的乳头状隆起。

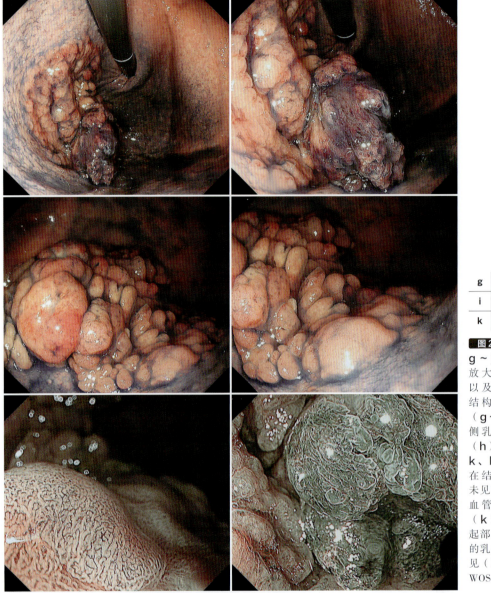

g	h
i	j
k	l

图2（续）

g～j 靛胭脂染色放大像。病变边界以及结节、颗粒状结构变得更加清晰（g～j），病变大弯侧乳头状隆起软垂（h）。

k、l NBI放大像。在结节集簇部中，未见不规整的表面微血管及表面微结构（k）。在乳头状隆起部，可观察到不整的乳头状、绒毛状所见（l）。未见LBC及WOS。

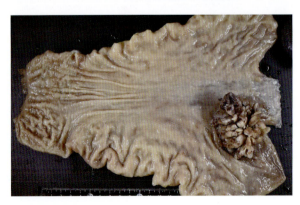

图3 胃切除固定后标本。在胃体上部后壁发现7 cm大小的结节状隆起型肿瘤，呈现为海葵状的形态

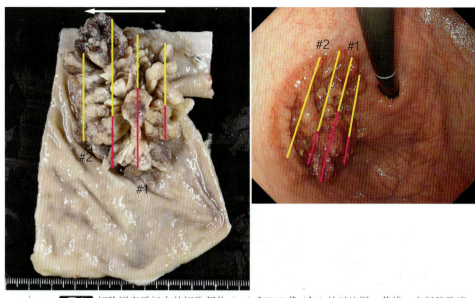

图4 切除固定后标本的切取部位（**a**）和EGD像（**b**）的对比图。黄线：幽门腺腺瘤；红线：高分化管状腺癌

a	b

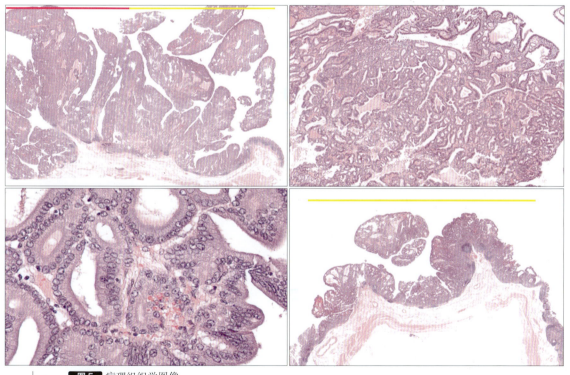

a	b
c	d

图5 病理组织学图像
a 切除标本放大像（切片1）。显示了乳头状、绒毛状结构。
b HE染色像（切片1）。具有弱嗜酸性细胞质和圆形核的高圆柱上皮细胞密集增生，伴有细胞异型和结构异型，为幽门腺腺瘤合并高分化管状腺癌。
c b的放大像（×20）。
d 切除标本放大像（切片2）。反映肿瘤的结节集簇状隆起。

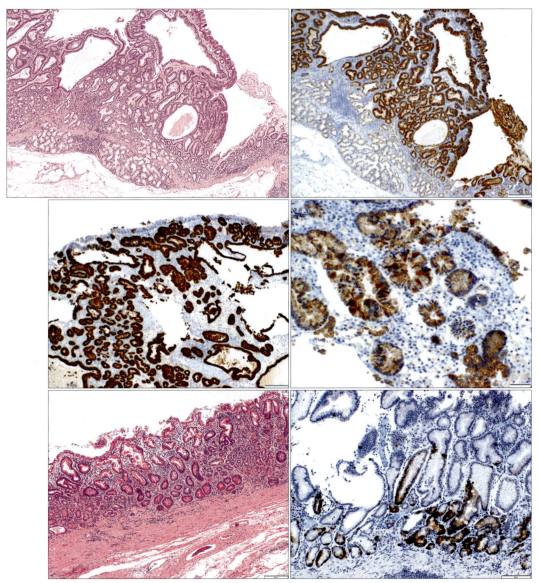

e	f
g	h
i	j

图5 （续）

e HE染色像（切片2）。与幽门腺类似的具有泡沫状、磨玻璃状的细胞质和类圆形、小型的核小体排列在基底层的腺管呈管状～囊胞状增生，为幽门腺腺瘤。

f MUC5AC免疫组织化学染色像（切片2）。MUC5AC的阳性表达位于肿瘤表层。

g MUC6免疫组织化学染色像（切片2）。除表层外，肿瘤整体均呈现MUC6阳性表达。

h PG I免疫组织化学染色像（切片2）。在腺瘤细胞中发现PG I的表达。

i 非肿瘤部的背景胃黏膜（HE染色像）。可见胃腺部的幽门腺和颈部黏液腺（假幽门腺），部分散在肠上皮化生，壁细胞减少，是进展最盛期的AIG图像。

j 非肿瘤部背景胃黏膜（chromogranin A免疫组织化学染色像）。可见ECL细胞增生。

（tub1）inpyloric gland adenoma，pT1a（M），Ly0，V0，pN0〕。

讨论

AIG 是指随着某种自身免疫异常引起壁细胞破坏、消失，在这个过程中产生对质子泵的自身抗体（抗胃壁细胞抗体）而引起的特殊型胃炎。到目前为止在日本被认为是罕见的疾病，但是近年来诊断的病例数增加，也被刊登在《胃炎的京都分类》（第 5 版）上。

日本消化道内镜学会的附属研究会"关于确立 A 型胃炎诊断标准的研究会"提出了关于 AIG 的诊断标准，作为"内镜所见、组织所见中的任一项或者两者均符合 AIG 的必要条件，再加上胃自身抗体（抗胃壁细胞抗体或者抗内因子抗体，或者两者）阳性的病例为确诊病例"。另外，关于 AIG 的组织学时相分类和组织学特征的提案中，将其分为早期、进展最盛期和进展终末期三类。

关于诊断 AIG 的临床意义，①维生素 B_{12} 缺乏会增加恶性贫血、亚急性联合性脊髓变性症、末梢神经障碍、痴呆等神经疾病的风险，②胃酸分泌下降会引起缺铁性贫血，③是胃癌和胃 NET(neuroendocrine tumor)的高风险人群，④常常合并甲状腺和胰脏等胃外腺组织的自身免疫性疾病，这 4 点很重要。

AIG 表现为胃体部萎缩而胃窦部无萎缩的逆萎缩。在完全萎缩的 AIG 中，胃体部的萎缩呈现为均匀、扁平的黏膜。为了判断萎缩，需要送气使胃壁充分伸展。对于 AIG 伴随的内镜所见包括固着黏液、残存的胃底腺黏膜、增生性息肉、WGA（white globe appearance）等。

由于 AIG 伴有高胃泌素血症，所以可能会由于 ECL 细胞增生而合并胃 NET（neuroendocrine tumor）。另外，由于胃体部的高度萎缩，也易发生胃癌。据日本的多中心研究报道，AIG 并发胃 NET 为 11.4%，胃癌为 9.8%，胃腺瘤为 0.8%。

WHO 分类（第 5 版）中，将胃腺瘤分为肠型和胃型，胃型又分为小凹上皮型和幽门腺腺瘤型。而日本的胃癌处理规范（第 15 版）中，将胃型黏液表型的胃型腺瘤特指为幽门腺腺瘤。幽门腺腺瘤多发生在由 *H.pylori* 感染或 AIG 引起的萎缩背景黏膜上，好发部位为胃体上部～中部。

幽门腺腺瘤的肉眼形态多为隆起型和表面隆起型。九嶋等将其特征归纳为 4 类：①较高的绒毛状隆起，②表面比较平滑且有棘状的隆起，③中央伴有凹陷的较低缓的隆起（内翻性增殖），④结节集簇状且呈大肠 LST-G 型样外观的隆起，肿瘤的主体为胃底腺向颈部黏液细胞分化，报告为低异型度、低恶性度的肿瘤。

幽门腺腺瘤的内镜特征为：即使冲洗也不易出血，多为有光泽感的病变。表面微结构多为幽门腺腺瘤特征性的乳头状、绒毛状所见。另外肿瘤为完全胃型表型，不会出现提示肠型表型的 LBC 或 WOS。

幽门腺腺瘤约半数会伴发癌变（或 high-grade dysplasia），但伴有黏膜下层浸润的不到 10%。对日本起源于幽门腺腺瘤的 11 例腺癌的研究中发现，这些病灶大小多为 7 ~ 177 mm，多发生在胃体部～胃底部·贲门部，腺癌的黏液表型除 1 例为胃肠混合型外，其他 10 例均为胃型。

本病例表现为高胃泌素血症，抗胃壁细胞抗体阳性，内镜观察到逆萎缩，因此临床诊断为 AIG。对于胃体上部后壁 7 cm 大的肿瘤，由于表现为幽门腺腺瘤特征性的结节集簇样隆起，并且局部伴有乳头状隆起，考虑该部位合并了高分化管状腺癌。

小结

本文介绍了 AIG 背景并发的胃体上部后壁 7 cm 大的幽门腺瘤内癌 1 例。理解 AIG 和幽门腺腺瘤的内镜特征是非常重要的。

参考文献

[1]Strickland RG, Mackay IR. A reappraisal of the nature and significance of chronic atrophic gastritis. Am J Dig Dis 18;

426–440, 1973.

[2]春間賢（監），加藤元嗣，井上和彦，他（編）．胃炎の京都分類，改訂第2版．日本メディカルセンター，2018.

[3]鎌田智有，渡辺英伸，古田隆久，他．自己免疫性胃炎の診断基準に関する附置研究会からの新提案．Gastroenterol Endosc 65: 173–182, 2023.

[4]渡辺英伸．自己免疫性胃炎の組織診断と組織学的時相分類: 新提案．日消誌 119: 528–539, 2022.

[5]Kamada T, Maruyama Y, Monobe Y, et al. Endoscopic features and clinical importance of autoimmune gastritis. Dig Endosc 34: 700–713, 2022.

[6]鎌田智有，村尾高久，砂金彩，他．自己免疫性胃炎の診断基準と臨床的意義．人間ドック 38: 18–24, 2023.

[7]丸山保彦，吉井重人，寺井智宏．自己免疫性胃炎の内視鏡診断．日消誌 119: 511–519, 2022.

[8]鎌田智有，物部泰昌，春間 賢．自己免疫性胃炎および合併胃腫瘍の臨床像と内視鏡所見．Gastroenterol Endosc 63: 1520–1537, 2021.

[9]Terao S, Suzuki S, Yaita H, et al. Multicenter study of autoimmune gastritis in Japan: Clinical and endoscopic characteristics. Dig Endosc 32: 364–372, 2020.

[10]The WHO Classification of Tumours Editorial Board（eds）．WHO Classification of Tumours, Digestive System Tumours, 5th ed. IARC press, Lyon, 2019.

[11]日本胃癌学会（編）．胃癌取扱い規約，第15版．金原出版，2017.

[12]魚住健志，吉永繁高，関根茂樹．幽門腺腺腫（胃型腺腫）．胃と腸 57: 602, 2022.

[13]九嶋亮治，松原亜季子，吉永繁高，他．胃型腺腫の臨床病理学的特徴―内視鏡像，組織発生，遺伝子変異と癌化．胃と腸 49: 1838–1849, 2014.

[14]上尾哲也，安部真琴，本田俊一郎，他．胃型形質を示す胃上皮性腫瘍の内視鏡的特徴―胃型腺腫（幽門腺腺腫）．胃と腸 57: 1543–1552, 2022.

[15]Togo K, Ueo T, Yonemasu H. Pyloric gland adenoma observed by magnifying endoscopy with narrow–band imaging. Dig Endosc 26: 755–756, 2014.

[16]上尾哲也，都甲和美，米増博俊．幽門腺腺腫（胃型腺腫）．消内視鏡 28: 1186–1187, 2016.

[17]芥川剛至，坂田資尚，島田不律，他．特異な形態を呈した巨大な幽門腺腺腫由来の胃腸混合型黏膜内胃癌の1例．Gastroenterol Endosc 63: 2467–2473, 2021.

Summary

Intramucosal Carcinoma in Pyloric Gland Adenoma Associated with Autoimmune Gastritis, Report of a Case

Makoto Sanomura[1], Chiaki Hikida,
Tatsuaki Yamada, Sayaka Tsuji,
Mao Tominaga, Nanako Matsuo,
Naokuni Sakiyama, Hitoshi Nishitani,
Masao Toyoda[2], Hatsue Ishibashi–Ueda[3],
Yoshinobu Hirose[4], Hiroki Nishikawa[5]

A 70s man visited our gastroenterology department with a complaint of postprandial upper abdominal discomfort. An esophagogastroduodenoscopy revealed a protruding lesion of 7cm in diameter that consisted of clustered nodules on the posterior wall of the upper gastric body. The gastric antrum showed no atrophic changes, but the gastric body demonstrated severe atrophy. The serum gastrin level was high, the antiparietal cell antibody test was positive, and pepsinogen I/II levels were low. The patient was then diagnosed with a gastric tumor associated with autoimmune gastritis（type A gastritis）and underwent a laparoscopic total gastrectomy. Histopathologic examination revealed an intramucosal carcinoma in the pyloric gland adenoma associated with autoimmune gastritis.

[1]Department of Gastroenterology, Hokusetsu General Hospital, Takatsuki, Japan.

[2]Department of Surgery, Hokusetsu General Hospital, Takatsuki, Japan.

[3]Department of Pathology, Hokusetsu General Hospital, Takatsuki, Japan.

[4]Department of Pathology, Osaka Medical and Pharmaceutical University, Takatsuki, Japan.

[5]Second Department of Internal Medicine, Osaka Medical and Pharmaceutical University, Takatsuki, Japan.

自身免疫性胃炎合并胃鳞状上皮癌1例——包括胃全切·连续切割标本的研究

水江 龙太郎 [1]

蔵原 晃一

大城 由美 [2]

平田 敬 [1,4]

八板 弘树 [1,5]

池上 幸治 [1]

原 裕一 [1,6]

南 一仁 [3]

米湊 健 [7]

摘要● 患者70余岁，男性。因巨细胞性贫血精查进行EGD为诊断契机，精查的结果显示，在以进展最盛期的自身免疫性胃炎的背景下，发现进展期胃癌（鳞状上皮癌）、胃早期癌（高分化管状腺癌，胃型）和胃神经内分泌肿瘤（NET）。进行了胃全切术，对切除标本连续切片进行病理组织学研究，结果表明在以胃体大部大弯前后壁为中心处有内分泌细胞微小细胞巢（ECM）分布，NET（总计4个病变）处于该分布区域内。

关键词   自身免疫性胃炎   胃癌   胃鳞状上皮癌   NET   胃全切

[1] 松山赤十字病院胃腸センター   〒790-8524 愛媛県松山市文京町1番地
E-mail : ryt.mizue@gmail.com
[2] 同 病理診断科
[3] 同 外科
[4] 地域医療機能推進機構九州病院消化器内科
[5] やいた内科・内視鏡クリニック
[6] 原クリニック
[7] こみなと胃腸内科

前言

众所周知，自身免疫性胃炎（autoimmune gastritis，AIG）是胃神经内分泌肿瘤（neuroendocrine tumor，NET）和胃癌的"发生地"。笔者经治了1例在AIG背景下并存进展期胃癌（鳞状上皮癌）、早期胃癌及胃NET的病例，在本文中将其与胃全切标本连续切片的病理组织学研究一并加以报道。

病例

患 者：70余岁，男性。

主 诉：贫血。

既往史：20余岁时甲状腺功能亢进病。没有H.pylori（Helicobacter pylori）除菌史。

家族史：母亲乳腺癌。

生活史：吸烟60支×45年，偶尔饮酒。

现病史：因高血压病，血脂异常症，高尿酸血症在之前的医院门诊治疗。治疗过程中发现进行性贫血，进行了胃镜检查（esophagogastroduodenoscopy，EGD）。因怀疑胃体部有进展期胃癌，为进一步确诊介绍到本科就诊。

查体所见：身高177 cm，体重54 kg。体温36.5 ℃，血压125/70 mmHg，脉搏65次/min、规律。眼睑结膜略苍白。腹部平坦、软，无压痛。

血液检查所见：红细胞206万/μL，血红蛋白9.4 g/dL，MCV 131.6 fL，为巨细胞性贫血。维生素B_{12} 109 pg/mL，叶酸12.1 ng/mL，抗胃

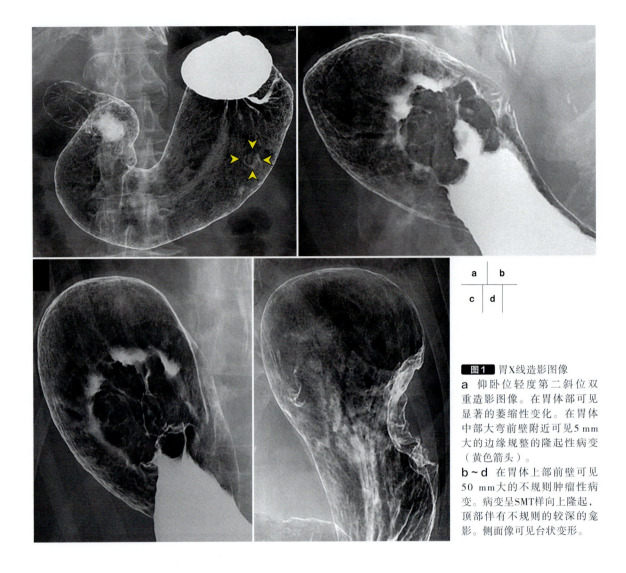

图1 胃X线造影图像
a 仰卧位轻度第二斜位双重造影图像。在胃体部可见显著的萎缩性变化。在胃体中部大弯前壁附近可见5 mm大的边缘规整的隆起性病变（黄色箭头）。
b~d 在胃体上部前壁可见50 mm大的不规则肿瘤性病变。病变呈SMT样向上隆起，顶部伴有不规则的较深的龛影。侧面像可见台状变形。

壁细胞抗体10倍，抗内因子抗体阳性，血清胃泌素9663 pg/mL。甲状腺激素值 TSH 3.48 μU/mL，游离 T4 0.79 ng/dL。肿瘤标志物 CA19-9 5.3 U/mL，CEA 1.5 ng/mL，SCC 3.5 ng/mL，SCC 轻度升高。

关于 H.pylori 感染，血清 H.pylori 抗体1.8 U/mL，尿素呼气试验3.7‰，便中抗原阴性，镜检法阴性。

胃 X 线造影所见 仰卧位弱第二斜位双重造影像可见胃体部有显著的萎缩性变化。在胃体中部大弯前壁附近可见 5 mm 大的边缘规整的隆起性病变（**图1a**，黄色箭头）。半立位俯卧位双重造影像可见胃体上部前壁50 mm大的不规则肿瘤性病变。病变呈黏膜下肿瘤（submucosal tumor，SMT）样向上隆起，顶部伴有不规则的较深龛影（**图1b**、**c**）。侧面像可见台状变形（**图1d**）。

EGD 所见 与胃窦相比，可见以胃体为主的胃黏膜萎缩（**图2**）。这是与 AIG 不矛盾的所见，残存胃底腺黏膜（remnant oxyntic mucosa，ROM）不足10%。在胃体上部前壁可见不规则的溃疡性病变（**图3a、b**）。溃疡底部覆有厚白苔，NBI（narrow band imaging）放大观察下可见散在异常血管（**图3c**）。超声

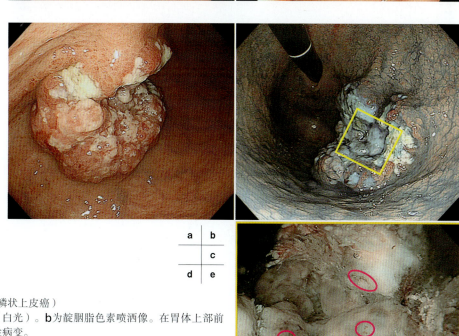

图2 常规内镜图像

与胃窦相比，可见以胃体部为主的胃黏膜萎缩。

a | b
| c
d | e

图3 进展期胃癌（鳞状上皮癌）

a、b 常规内镜图像（白光）。**b**为靛胭脂色素喷洒像。在胃体上部前壁可见不规则的溃疡性病变。

c NBI放大图像（**b**的黄框部分）。在溃疡底部可见散在IPCL样的异常血管（红圈部分）。

d、e EUS像（**d**：7.5 MHz；**e**：20 MHz）。可见内部不均一的低回声肿瘤，第4层走行中断。在低回声性肿瘤内部散在点状高回声。

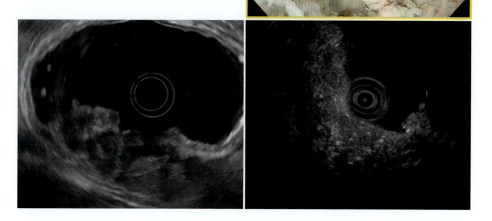

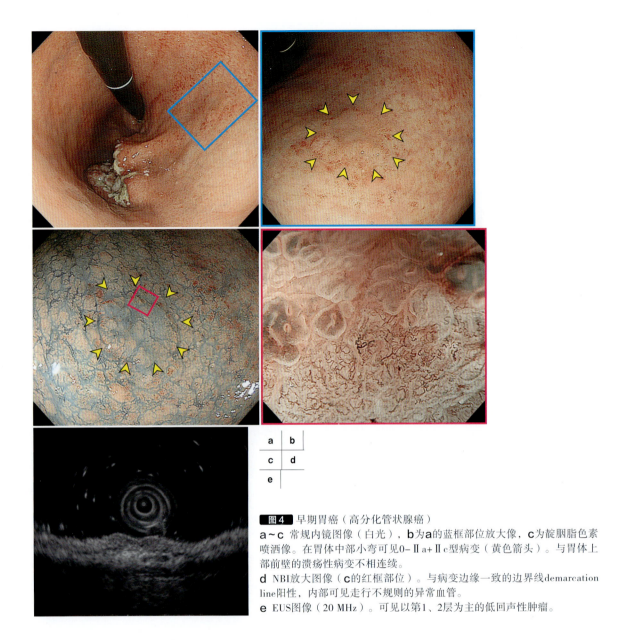

a	b
c	d
e	

图4 早期胃癌（高分化管状腺癌）
a～c 常规内镜图像（白光），b为a的蓝框部位放大像，c为靛胭脂色素喷洒像。在胃体中部小弯可见0-Ⅱa+Ⅱc型病变（黄色箭头）。与胃体上部前壁的溃疡性病变不相连续。
d NBI放大图像（c的红框部位）。与病变边缘一致的边界线demarcation line阳性，内部可见走行不规则的异常血管。
e EUS图像（20 MHz）。可见以第1、2层为主的低回声性肿瘤。

内镜检查（endoscopic ultrasonography，EUS）可见内部不均一的低回声性肿瘤，第4层走行中断（**图3d**）。此外，在低回声性肿瘤的内部可见散在的点状高回声（**图3e**）。

在胃体中部小弯可见0-Ⅱa+Ⅱc型病变（**图4a～c**）。与上述的溃疡性病变没有连续性。NBI放大观察下，可见与病变边缘一致的边界线demarcation line，内部可见走行不规则的异常血管（**图4d**）。EUS下，可见以第1、2层

为主体的低回声性肿瘤（**图4e**）。

在胃体中部大弯可见黄色调的隆起性病变，在其口侧也可见黄色调的扁平隆起（**图5a、b**）。两个病变的表面都伴有轻微的血管扩张。NBI放大观察，肛侧的隆起性病变的表面微结构不清晰，在深部可见扩张的血管（**图5d**）。扁平隆起处的窝间部扩大（**图5d**）。在EUS下，隆起性病变是以第2、3层为主体的低回声性肿瘤（**图5e**）。

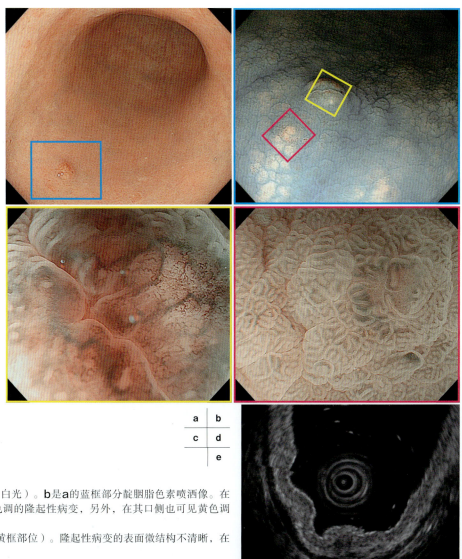

a	b
c	d
	e

图5 胃NET

a、b 常规内镜图像（白光）。**b**是**a**的蓝框部分靛胭脂色素喷洒像。在胃体中部大弯可见黄色调的隆起性病变，另外，在其口侧也可见黄色调的扁平隆起。

c NBI放大图像（**b**的黄框部位）。隆起性病变的表面微结构不清晰，在深部可见扩张的血管。

d NBI放大图像（**b**的红框部位）。扁平隆起可见窝间部的开大。

e EUS图像（20 MHz）。隆起性病变作为以第2、3层为主的低回声肿瘤被扫描成像。

活检病理组织学所见 根据幽门胃窦大弯与胃体中部大弯的2点活检，采用新悉尼系统（updated Sydney system）评价背景胃黏膜，可见伴有壁细胞消失的、以胃体部为优势的固有腺萎缩，以及以胃体部深层为中心的慢性炎症细胞浸润（**图6a、b**）。此外，在胃体部可见内分泌细胞微小细胞巢（endocrine cell micronest，ECM）分布，还可见胰腺腺房上皮化生（**图6c、d**）。

在从胃体上部前壁溃疡性病变的溃疡边缘取得的活检病理组织学图像中，可见在反应性肉芽及平滑肌肌束的增生灶中，有趋于坏死的不规则细胞集团，伴有钙化（**图6e、f**）。免疫组织化学染色 cytokeratin 阳性，p40/CK14 阳性，CK5/6 阳性。Ki-67 的高标识率与不规则细胞集团边缘存活的上皮样细胞一致，怀疑是鳞状上皮癌。

胃体中部大弯的黄色调隆起性病变可见具

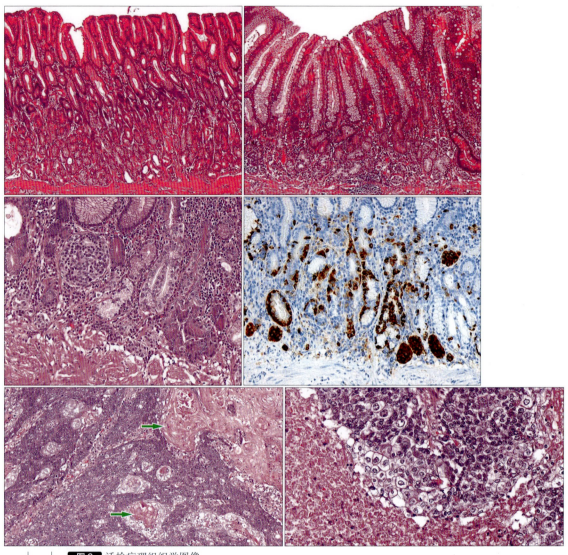

图6 活检病理组织学图像

a、b　HE染色像。a为幽门胃窦大弯，b为胃体中部大弯。可见伴有壁细胞消失的、以胃体部为优势的固有腺体萎缩，以及以胃体深层为中心的慢性炎症细胞浸润。

c、d　c：HE染色。d：免疫组织化学染色［嗜铬粒蛋白A（chromogranin A）］。在胃体部可见壁细胞消失，假幽门腺化生，肠上皮化生，胰腺腺房上皮化生。此外还可见显著的内分泌细胞增生。

e、f　胃体上部前壁的2型肿瘤（HE染色）。可见异型明显的肿瘤细胞形成充实性细胞巢，浸润增殖。在细胞巢内部可见角化（绿色箭头）。伴有大范围的肿瘤坏死。在形成充实性细胞巢的低分化肿瘤成分中，没看到向腺体分化。

有类圆形核和嗜酸性胞体的均一细胞呈细胞巢状、杆状增殖。免疫组织化学染色显示上皮系统标记物（AE1/AE3，CAM5.2）阳性，神经内分泌系统标记物（chromogranin A，synaptophysin）阳性，Ki-67标识率大约为1%，因此考虑为 carcinoid tumor（NET G1）。

增强CT所见　在胃体部可见不规则的胃壁肥厚。没有看到有意义的淋巴结肿大。在肝右叶可见伴有钙化的淡淡的不规则高吸收区域，是肝转移的所见。

临床过程　根据内镜所见和病理组织学所见满足AIG的诊断标准，抗胃壁细胞抗体、抗

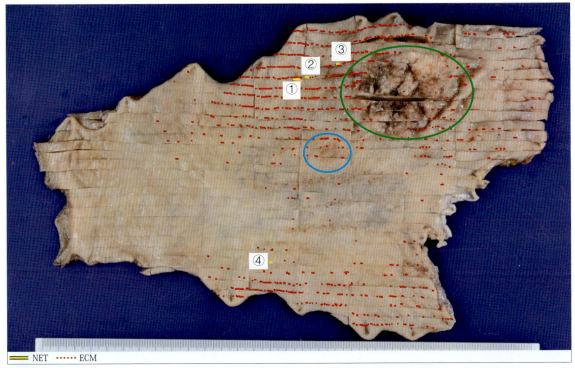

图7 胃全切标本肉眼像的复原图。进展期胃癌（鳞状上皮癌），早期胃癌（高分化管状腺癌），4个胃NET病变如图所示。红点标记为ECM的分布。绿圈部为进展期胃癌（鳞状上皮癌），蓝圈部为早期胃癌（tub1）

内因子抗体阳性，确定诊断为AIG（进展最盛期）。可见2型进展期癌（鳞状上皮癌），胃型0-Ⅱa+Ⅱc型早期癌（高分化管状腺癌），胃NET2个病变，采用外科手术的方针，进行胃全切［cT4aN0M1（HEP）cStage ⅣB］。此外，对肝转移进行了肝部分切除术。

胃全切标本的病理组织学所见 将胃全切标本全部分割进行病理组织学研讨。胃全切标本的肉眼像与病变的分布见**图7**。在胃体上部前壁可见2型进展期癌（鳞状上皮癌），在胃体中部小弯可见早期胃癌（高分化管状腺癌）。此外，可见4个NET病变。

背景胃黏膜在胃体部有明显的伴有淋巴滤泡的慢性炎症，胃体部腺体短缩，壁细胞消失，伴有伪幽门腺化生及肠上皮化生。此外，还可见弥漫性的内分泌细胞增生（chromogranin A阳性）。和小弯相比，大弯侧的萎缩程度有增强的倾向，是与AIG一致的所见，没有看到明显提示*H.pylori*感染的所见。在病理组织学上是与进展最盛期（advanced florid stage）的AIG一致的所见。

胃体上部前壁的2型进展期癌是异型性较强的肿瘤细胞形成充实性细胞巢浸润增殖，所有的肿瘤细胞巢都有角化倾向，伴有坏死和钙化。低分化成分显著，没有向腺体的分化，在周围黏膜也没有腺癌成分。浸润至浆膜下层，伴有高度的静脉侵袭（**图8a～d**）。在病变周围的背景胃黏膜内，没有发现鳞状上皮化生。免疫组织化学染色，肿瘤细胞弥漫性p63、p40阳性，在角化部位CK5/6、34βE12阳性，chromogranin A、synaptophysin阴性（**图8e～j**），考虑为鳞状上皮癌。没有神经内分泌分化［U，Gre-Ant，Type 2，60 mm×55 mm，squamous cell carcinoma，pT3（SS），INFb，Ly0，V1c，pPM0，pDM0，pN0，M1（liver）］。

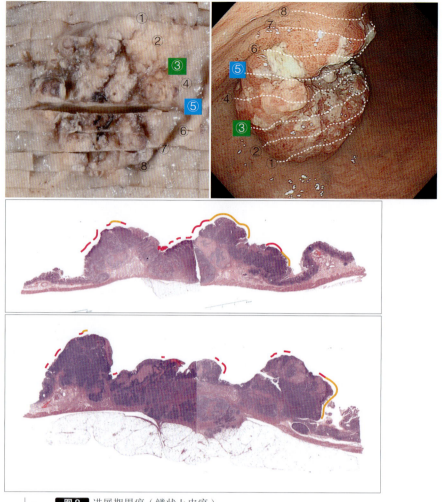

图8 进展期胃癌（鳞状上皮癌）

a 手术标本肉眼像。

b 常规内镜图像。

c、d HE染色像（c：③切片；d：⑤切片）。红线标志的是肿瘤露出部位，橙线标志的是上皮覆盖部位，没有划线的部位是炎症、坏死等。此外，在病变周围的背景黏膜内没有发现鳞状上皮化生。

胃体中部小弯的0-Ⅱa+Ⅱc型病变是黏膜内高分化管状腺癌（M，Ant，Type 0-Ⅱa+Ⅱc，9 mm，tub1，pT1a，Ly0，V0，pPM0，pDM0，pN0，**图9**）。肿瘤 MUC5AC 阳性（100%），MUC6 阳性（50%），MUC2 阴性，CD10 阴性（＜1%），是胃型胃癌。

胃体中部大弯的黄色调的隆起性病变，小型类圆形的肿瘤细胞呈巢状、条索状增殖，chromogranin A，synaptophysin 阳性，Ki-67 ≤ 2%（**图10**），诊断为 NET G1。最深部浸润至黏膜下层 2500μm（**图7**，NET ①）。在紧挨其口侧（**图7**，NET ②）和胃体上部大弯前壁附近（**图7**，NET ③）、胃体中部大弯后壁附近（**图7**，NET ④）可见其他的 NET G1［M，Gre，4 mm，NET，G1，pT1（SM 2.5 mm），Ly0，V0，pPM0，pDM0，pN0+NET G1，multiple］。将术后完全分割标本进行拼图后，在胃体部大弯前后壁可见多发 ECM，但在小弯

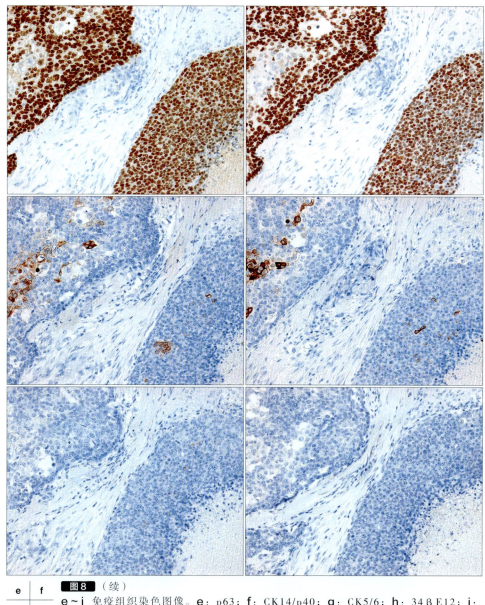

e	f
g	h
i	j

图8（续）

e~j 免疫组织染色图像。e：p63；f：CK14/p40；g：CK5/6；h：34βE12；i：chromogranin A；j：synaptophysin。肿瘤细胞弥漫性的p63、p40阳性，角化部位CK5/6、34βE12阳性，chromogranin A、synaptophysin阴性。

侧则几乎看不到。包括内镜检查时没有发现的2个病变（**图7**，NET ③、④），4个NET病变都发生在ECM的多发区域。

本病例经过术后6年的随访，没有转移及再发的所见，全身状态良好。

讨论

近年来，随着AIG病例的积累，逐渐清楚了从发病早期到终末期的各个阶段的变化、疾病状态的整体像。在日本提倡基于欧美病期分类的临床病期分类［早期/中期（活动期）/进展期~终末期］，指出诊断AIG要注意不同阶

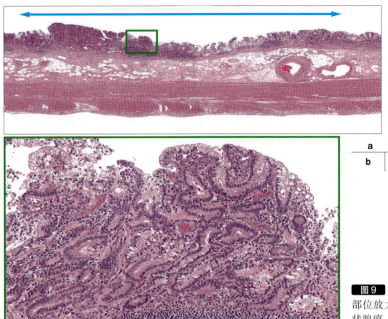

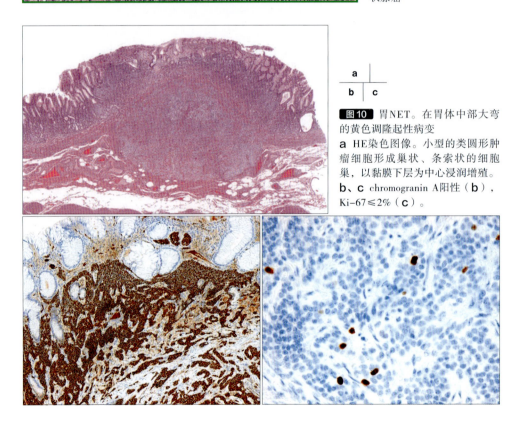

图9 早期胃癌的HE染色图像。b是a的绿框部位放大图像。可见局限于黏膜内的高分化管状腺癌

a

b

a

b c

图10 胃NET。在胃体中部大弯的黄色调隆起性病变

a HE染色图像。小型的类圆形肿瘤细胞形成巢状、条索状的细胞巢，以黏膜下层为中心浸润增殖。

b、c chromogranin A阳性（b），Ki-67≤2%（c）。

段的差异。本病例在病理组织学上相当于进展最盛期的病例。

AIG 作为替代 *H.pylori* 胃炎的胃癌"发源地"也逐渐受到关注。在包括本科在内的日本 11 家单位的研究中，245 例 AIG 中有 24 例（9.8%）合并胃癌。此外，在本科单独的既往报道中，161 例 AIG 中有 35 例（21.7%）合并胃癌，本病例是其中的 1 例。本科与多中心研究相比，胃癌合并率高考虑是因为通过评价诊断胃癌病例的背景黏膜，有不少被判断为是潜在的 AIG 的缘故。

AIG 合并的胃癌，肉眼型多为隆起型（0- Ⅰ型，0- Ⅱa 型），组织型多为分化型腺癌，好发部位是胃体部，胃型细胞表型（黏液表型）为优势，大多数是早期癌。*H.pylori* 感染可能是 AIG 的胃癌发病危险因素，也有报道称与普通人群相比，未感染 *H.pylori* 的 AIG 的胃癌风险没有增高，但是也有未感染 *H.pylori* 的 AIG 合并胃癌的散在报道。由于在 AIG 中严格鉴别 *H.pylori* 既往感染与未感染比较困难，关于 AIG 的 *H.pylori* 感染是否影响胃癌发病风险，今后还要进一步研讨。本病例由于没有明确的 *H.pylori* 既往感染的所见，所以判定为 *H.pylori* 未感染。

本病例所见的胃鳞状上皮癌属于胃癌诊治规范第 15 版的特殊型胃癌，定义为癌的所有成分都是由鳞状上皮癌构成的。胃鳞状上皮癌的组织发生有①胃黏膜上的鳞状上皮的癌化、②腺癌的鳞状上皮化生、③未分化癌细胞向鳞状上皮的分化等假说。此外，还考察了广泛围的萎缩性变化及酸分泌的显著低下、肠上皮化生等与胃鳞状上皮化生相关联的可能性，虽然本病例的情况是，在切除标本上的鳞状上皮癌的周围黏膜内没有发现鳞状上皮化生，但是也要考虑被在 AIG 的背景下的胃鳞状上皮化生发生的鳞状上皮癌置换的可能性。在笔者的检索范围内没有以 AIG 为背景发生的胃鳞状上皮癌的报道，也没有探讨背景胃黏膜否定潜在 AIG 的报道，期待今后的病例累积和研究。另外，本

病例 EUS 所见的钙化像［与低倍放大像对比，EUS 确认的散在点状高回声考虑相当于钙化（癌珠）］可能是反映鳞状上皮癌的一种所见。

本病例是对胃全切标本进行病理组织学研讨的病例，在进展最盛期的 AIG 背景下，可见进展期胃癌（鳞状上皮癌）、早期胃癌（高分化管状腺癌，胃型表型）和胃 NET G1（4 个病变）。此外，还可以掌握 ECM 的分布，NET 位于该区域。

对于 AIG，要想到存在发病时间的差异和多发的肿瘤性病变的可能性，进一步积累胃癌合并病例，在此基础上，希望能够明确包括临床病期与胃癌发病相关性的胃癌发病危险因素。

结语

本文报道了 1 例在进展最盛期的 AIG 背景下，并存进展期胃癌（鳞状上皮癌）、早期胃癌（高分化管状腺癌，胃型表型）、胃 NET，进行胃全切手术的病例。

本病例在早期胃癌研究会2018年4月例会上展示、发表，是2018年度早期胃癌研究会年度最优秀病例奖获奖病例。

参考文献

[1]Kokkola A, Sjöblom SM, Haapiainen R, et al. The risk of gastric carcinoma and carcinoid tumors in patients with pernicious anaemia. A prospective follow-up study. Scand J Gastroenterol 33: 88-92, 1998.

[2]Hsing AW, Hanson LE, Mclaughlin JK, et al. Pernicious anemia and subsequent cancer. A population-based cohort study. Cancer 71: 745-750, 1993.

[3]渡辺英伸. 自己免疫性胃炎の組織診断と組織学の時相分類: 新提案. 日消誌 119: 528-539, 2022.

[4]鎌田智有, 渡辺英伸, 古田隆久, 他. 自己免疫性胃炎の診断基準に関する附置研究会からの新提案. Gastroenterol Endosc 65: 173-182, 2023.

[5]寺尾秀一, 鈴木志保, 西澤昭彦. 自己免疫性胃炎—疫学, 新しい知見にもとづく病期を意識した臨床診断. 日消誌 119: 502-510, 2022.

[6]Terao S, Suzuki S, Yaita H, et al. Multicenter study of autoimmune gastritis in Japan: clinical and endoscopic characteristics. Dig Endosc 32: 364-372, 2020.

[7]原裕一, 蔵原晴一, 大城由美, 他. 除菌後の自己免疫性胃炎合併胃癌. Helicobacter Res 27: 55-58, 2023.

[8]石川麻倫, 小野尚子, 坂本直哉. 自己免疫性胃炎に合併した胃がんの臨床病理学的特徴. 日消誌 119: 520-

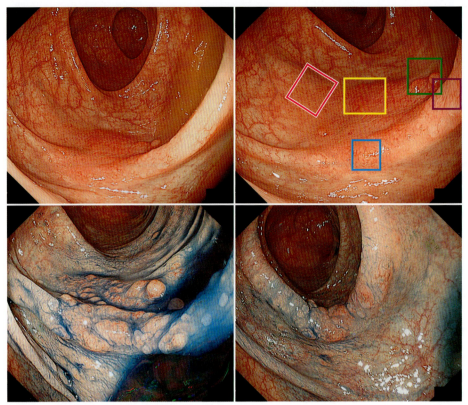

图1 常规内镜图像（白光）

a 在Ra可见直径40 mm大的边界不清、轻度发红扁平隆起性病变。

b 边缘呈缓坡样隆起，病变内部伴有多个结节状小隆起。

c 靛胭脂染色像。病变表面可见轻微的凹凸不平。

d 改变充气量有变形、伸展变化。

检结果都没有变化，1年后的20XX+3年又进行了一次检查。

入院时体格检查：皮肤、口腔黏膜无异常。无浅表淋巴结肿大。胸部听诊无异常所见。腹部平坦，软，无压痛。

入院时血液检查所见：无特殊记载。

CS 所见（白光，图1） 在 Ra 可见直径 40 mm 大的边界不清晰的轻度发红扁平隆起性病变（**图1a**）。病变的边缘呈缓坡样隆起，病变内伴有多个结节状小隆起（**图1b**）。靛胭脂染色后，病变表面有轻微的凹凸不平（**图1c**）。改变充气量有变形、伸展变化，是柔软的病变（**图1d**）。

NBI（narrow band imaging）并用放大观察所见（图2） 在病变的表层可见不均一的扩张血管，局部还可见亮青色的较粗血管（**图2a**，**图1b** 的黄框部）。在扁平隆起周围的平坦部位，也可以观察到与周围相比扩张的血管（**图2b**，**图1b** 的红框部）。

结晶紫染色放大观察所见（图3） 在扁平隆起部整体可见稀疏不均的Ⅰ型 pit。pit 自身也变形，大小不同（**图3a**，**图1b** 的蓝框部）。在结节状小隆起处的顶部是比较均一的Ⅱ型 pit（**图3b**，**图1b** 的绿框部）。平坦部是均一的Ⅰ型 pit（**图3c**，黄虚线右侧，**图1b** 的紫框部）。

超声内镜检查（endoscopic ultrasonography，EUS）所见（20MHz 细径探头，图4） 在第 2～3 层可见伴有管

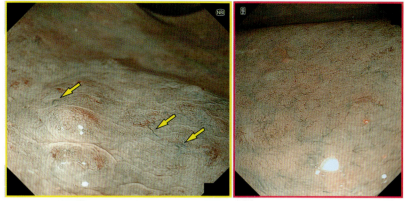

图2 NBI放大图像

a 图1b的黄框部位放大图像。在病变的表层可见不均一的扩张血管，局部还可见亮青色的较粗血管（黄色箭头）。

b 图1b的红框部位放大图像。在边缘可见比中心部位略细的扩张血管。

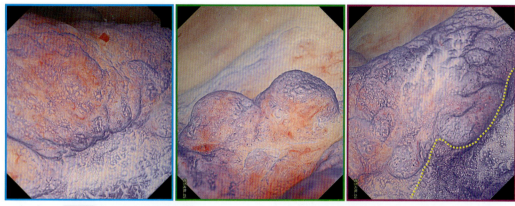

图3 结晶紫染色放大图像

a 图1b的蓝框部位放大图像。可见稀疏不均的Ⅰ型pit。pit自身也变形，大小不同。

b 图1b的绿框部位放大图像。在结节状小隆起处的顶部可见比较均一的Ⅱ型pit。

c 图1b的紫框部位放大图像。平坦部位是均一的Ⅰ型pit（黄虚线右侧）。

壁肥厚、边界不清晰的轻度低回声区域，内部回声为马赛克状。第1层也可见模糊化的部位。

临床经过 内镜所见经过2年的时间没有显著的变化，考虑是良性或者低度恶性的病变。以黏膜固有层～黏膜下层为主体，表现为边界不清晰的扁平隆起的鉴别诊断有 MALT（mucosa-associated lymphoid tissue）淋巴瘤及淀粉样变性，但活检怀疑为施万细胞错构瘤（Schwann cell hamartoma）。由于 EUS 考虑为黏膜下层的病变，作为诊断性治疗进行了内镜下黏膜下层剥离术（endoscopic submucosal dissection，ESD）的切除。把平坦部位在 NBI

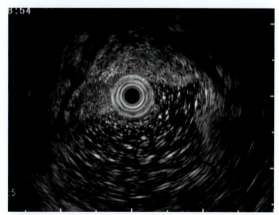

图4 EUS图像。在第2～3层内可见伴有管壁肥厚、边界不清晰的轻度低回声区域，内部回声为马赛克状

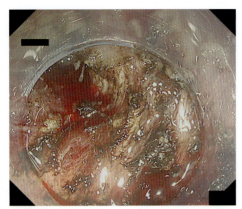

图5 ESD时的内镜图像。可见非血管性的纤维条索样组织

固有层内可见淡嗜酸性的纺锤形细胞弥漫性增殖（**图7a**），在扁平隆起的病变中央处进展至黏膜下层（**图7b，c**）。该细胞免疫组织化学染色的S-100蛋白在核与细胞质内明显表达（**图7d~f**）。在纺锤形细胞之间散在大型的神经节细胞（**图7g**），诊断为GN。肿瘤整体在黏膜上皮下面，没有在表面暴露出来。在黏膜下层的进展部位，浅层可见与黏膜固有层同样的弥漫性增殖，在深层形成结节状、蔓状，分布至深部断端附近（**图7e**）。在平坦部，病变在黏膜固有层内向侧方伸展（**图7h**）。结节状小隆起部以再生性、增生性变化为主体（**图7i**）。

观察下有血管扩张的部分也判断为病变，一并切除。在剥离病变中心时，可见纤维条索样组织（**图5**）。新鲜切除标本、固定标本与内镜图片的切割线如**图6**所示。

病理组织学所见（图7） 在上皮下黏膜

病变的固定标本组织重构像与新鲜切除标本、内镜图像的对比如**图8~图10**所示。扁平隆起部位主要为进展至黏膜下层的病变，病变在黏膜固有层内向侧方延伸至周围的平坦部，

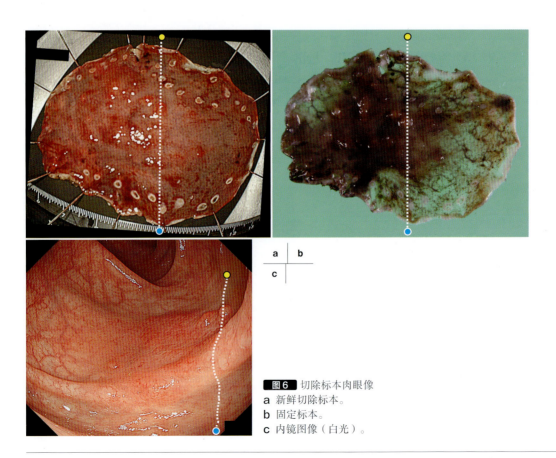

图6 切除标本肉眼像
a 新鲜切除标本。
b 固定标本。
c 内镜图像（白光）。

	a	
b	c	
	d	
e	f	
g		h
	i	

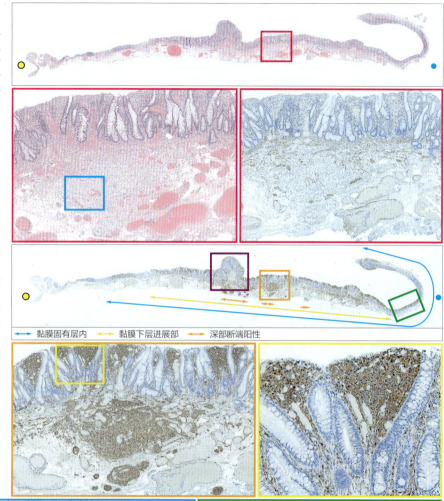

图7 病理组织学图像

a 代表切片（**图6**，虚线部）的HE染色整体切片图像（病变中心部）。

b a的红框部低倍放大图像（扁平隆起部）。淡嗜酸性的纺锤形细胞在上皮下黏膜固有层~黏膜下层内弥漫性增殖。

c 同部位的desmin染色像。

d S-100蛋白染色整体切片像（与a相同的切片）。

e d的橙框部低倍放大像（黏膜下层进展部）。在浅层，与黏膜固有层一样为弥漫性增殖，在深层变为结节状、蔓状，分布至深部断端附近。

f e的黄框部高倍放大像。

g b的蓝框部高倍放大像。在纺锤形细胞之间可见散在大型的神经节细胞（黄色箭头）。

h d的绿框部低倍放大像（平坦部）。病变局限在黏膜固有。

i d的紫框部低倍放大像（结节状小隆起部）。主体是再生性、增生性变化。

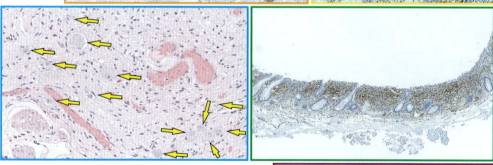

◄──► 黏膜固有层内　◄──► 黏膜下层进展部　◄──► 深部断端阳性

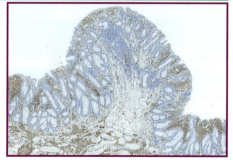

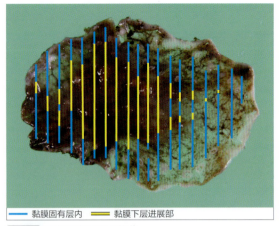

黏膜固有层内 ── 黏膜下层进展部 ──

图8 固定标本组织重构像

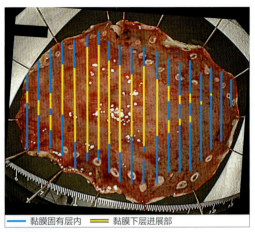

黏膜固有层内 ── 黏膜下层进展部 ──

图9 新鲜切除标本的拼接图

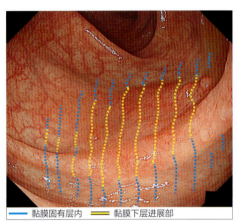

黏膜固有层内 ── 黏膜下层进展部 ──

图10 与内镜图片的对比

尽管切除了在 NBI 模式观察下伴有血管扩张的区域，仍有术前内镜下不能识别的区域，水平断端为阳性，肿瘤直径在 50 mm 以上。因为没有恶性所见，采取随访观察。

讨论

GN 与节细胞神经母细胞瘤和神经母细胞瘤一样，都属于交感神经系统肿瘤，是其中分化程度最高的良性肿瘤。好发部位为纵隔（39%），后腹膜（30%），肾上腺（22%），颈部（8%），在消化管内发生的比较罕见，多合并 NF1 或 MEN。

消化管的 GN 目前提倡 3 个亚分类。

① 主要在黏膜下层以深的 transmural 透壁性发育，边界略微不清，高概率与 NF1 或 MEN 合并的弥漫性节细胞神经瘤病（diffuse ganglioneuromatosis）（diffuse 型），② 因为只在黏膜固有层内增殖，呈息肉样 polypoid 的形态，数枚 ~ 无数枚发生的节细胞神经瘤性息肉病（ganglioneuromatous polyposis）（polyposis 型），③ 以黏膜固有层为中心发育，多发生在左半结肠至直肠的息肉样节细胞神经瘤（polypoid ganglioneuroma）（polypoid 型）。polypoid 型被认为不会进展及合并为 NF1 或 MEN。本例的背景没有合并 NF1 及 MEN，是单发的，所以考虑为 polypoid 型，但是在黏膜下层的浅层也有病变弥漫性增殖，与 diffuse 型的鉴别也成为问题。参考过去报道的用内镜下黏膜切除术（endoscopic mucosal resection，EMR）切除的polypoid 型病例，病变从黏膜固有层扩展到黏膜下层，因此本病例判断为 polypoid 型。

消化管的 GN 被认为起源于肠管固有肌层及黏膜下层的 Auerbach 神经丛及 Meissner 神经丛，而既往报道的 polypoid 型是以黏膜固有层为主体的病变，由于大肠黏膜内一般没有神经节细胞，因此考虑为迷离瘤或错构瘤。

鉴别诊断有颗粒细胞瘤及神经内分泌肿瘤、MALT 淋巴瘤、轻链 AL（amyloid light-chain）淀粉样变性等表现为黏膜下肿瘤形态的疾病。

由于 GN 没有被膜包裹，所以边界不清，是特征性所见，颗粒细胞瘤及神经内分泌肿瘤在黏膜下膨胀性发育，所以在内镜下为边界清晰，带有紧满感的硬度，被压迫延长的 pit 是均一的，因此可以在内镜下鉴别。MALT 淋巴瘤及 AL 淀粉样变性与 GN 同样呈边界不清的柔软的扁平隆起，因此内镜下鉴别诊断困难，有必要通过活检鉴别。而且本病例重新回看过去诊断为 proctitis 的活检组织，确认有 GN 的所见。

病理组织学所见与内镜所见对比时，肿瘤在黏膜固有层～黏膜下层分布，没有膨胀性，而是弥漫性扩张的病变，因此在白光观察下是边界不清的扁平隆起性病变。表面轻微的凹凸不平考虑是因为肿瘤没有被膜，在紧挨黏膜下方的肿瘤密度不均匀造成的改变，由于肿瘤的

弥漫性增殖仅达到黏膜下层的浅层，所以保留了延展性。关于以再生性、增生性变化为主体的结节状小隆起，由于在初次发现时即已存在，并非活检所致改变，应考虑为黏膜下生长肿瘤的影响导致糜烂与再生反复发生的结果。NBI 模式下观察到的扩张血管考虑是表层附近的血管受到黏膜固有层的肿瘤压迫产生的反映，由于肿瘤的密度不均一，所以血管扩张的程度也不均一，在肿瘤密度高的隆起部位可以观察到比较粗大的血管，而在肿瘤密度低的平坦部位血管扩张则比较轻微。在其外侧，由于肿瘤密度更低，所以不伴有血管扩张，这是造成水平断端阳性的原因。结晶紫染色放大观察下，可见 pit 稀疏、变形，并且大小不均，这是由于在紧挨黏膜层的黏膜固有层内发育的肿瘤引起

临床概评　　山崎 健路　岐阜县综合医疗中心消化内科

肿瘤细胞组织模仿发生来源的形态和功能是肿瘤病理学的基本知识。内镜医生在看到消化管的肿瘤时，很容易就能意识到来源于上皮、淋巴组织、肌组织，而对于来源于神经组织的疾病，由于平时遇见的比较少，就不那么容易意识到了。肠管神经系统（enteric nerve system）是肠管运动、分泌、血流调节不可欠缺的神经系统，即使不接收大脑的指令也能保持独立的神经回路发挥功能，也称为"第二脑"。此外，最近"脑肠相关"的概念也备受瞩目。尽管施万细胞 Schwann、胶质细胞、神经节细胞、黏膜下神经丛（Meissner 神经丛）、肌间神经丛（Auerbach 神经丛）的神经学名词在学生时代的解剖学教科书都见过，但对于大多数的内镜医生来说早已消失在遗忘的彼岸。

本病例表现为位于黏膜下的肉眼所见，通过改变送气有形态变化，很好地表现了病变的柔软性。送气后，病变的边界变得非常

不清晰。根据以上所见，认为是没有被膜、细胞成分内不伴有丰富的间质反应的病变，与这些所见一致的疾病，可列举包括节细胞神经瘤在内的神经系统肿瘤作为鉴别诊断。希望在遇到消化管的黏膜下肿瘤、上皮下肿瘤时，内镜医生平时不太注意的神经系统肿瘤也要在意识到其特征的同时作为鉴别诊断列举出来。节细胞神经瘤分为 3 个亚分类（参照本文），作者将本例分类为 polypoid 型，但是，除了黏膜固有层外，黏膜下层也有病变广泛进展，本病例是否能分为 polypoid 型，按照这个分类是否合适仍有争议，期待病例的积累。

此外，本病例在首次活检时被诊断为"直肠炎 proctitis"，并进行了随访观察，回头重新审视过去的活检病理组织像时，又可以诊断为神经组织由来的肿瘤，由此重申临床医生与病理医生沟通的重要性。

窝间部开大及隐窝变形的反映。EUS 下，扁平隆起部位的回声呈马赛克状，考虑是因为肿瘤为非浸润性发育，内部有较多脉管存在，以及在黏膜下层深部的肿瘤呈结节状、蔓状生长的超声下表现。ESD 剥离病变中心部位时看到的纤维条索样组织，根据在切除标本的相同部位肿瘤呈蔓状生长，考虑是增生的肿瘤性神经纤维条索。

结语

经验：1 例不伴有 NF1 和 MEN 的直肠发生的 GN。在看到边界不清的上皮下肿瘤时，需要鉴别 GN。

参考文献

[1]Hamilton JP, Koop CE. Ganglioneuromas in children. Surg Gynecol Obstet 121: 803–812, 1965.

[2]Enzinger FM, Weiss SW. Soft Tissue Tumors 2nd ed. CV Mosby, St Louis, pp 816–835, 1988.

[3]Carney JA, Go VL, Sizemore GW, et al. Alimentary–tract ganglioneuromatosis. A major component of the syndrome of multiple endocrine neoplasia, type 2b. N Engl J Med 295: 1287–1291, 1976.

[4]Hochberg FH, Dasilva AB, Galdabini J, et al. Gastrointestinal involvement in von Recklinghausen's neurofibromatosis. Neurology 24: 1144–1151, 1974.

[5]Shekitka KM, Sobin LH. Ganglioneuromas of the gastrointestinal tract. Relation to Von Recklinghausen disease and other multiple tumor syndromes. Am J Surg Pathol 18: 250–257, 1994.

[6]喜友名正也，戸田隆義，鬼島宏，他. 横行結腸ポリープの形態を呈した神経節腫の1症例. 臨病理 58: 35–38, 2010.

[7]吉井新二，間部克裕，藤田昌宏，他. 盲腸に発生した神経節細胞腫の1例. 胃と腸 51: 117–123, 2016.

[8]Maruyama H, Torii Y, Enomoto Y, et al. A case of colonic solitary polypoid ganglioneuroma with a feature of inverted hyperplastic polyp. Pathol Int 65: 446–449, 2015.

[9]Irene OWG. Polypoid ganglioneuromatosis of the large bowel. Arc Neurol 6: 243–247, 1962.

[10]小沢俊文. 下行結腸に生じた神経節細胞腫の1例. 日消誌 105: 543–549, 2008.

Summary

Sporadic Rectal Ganglioneuroma, Report of a Case

Jun Takada[1], Chiemi Saigo[2], Ryoji Kushima[3], Masahito Shimizu[1]

A male patient in his 60s with no hereditary disease underwent colonoscopy, which revealed a flattened, submucosal tumor–like lesion of 40mm in diameter with indistinct borders in the upper rectum. The lesion was accompanied by a small nodular ridge. Narrow band imaging revealed dilated blood vessels, and crystal violet staining demonstrated heterogeneous sparse nonneoplastic pits. Endoscopic ultrasonography detected a mildly hypoechoic area with indistinct borders in layers 2–3 with wall thickening. Diagnostic treatment included endoscopic submucosal dissection. Histopathological examination indicated a diffuse proliferation of nerve fibers and spindle–shaped cells from the mucosal intrinsic layer just below the epithelium to the submucosal layer, with scattered ganglion cells in the interior, leading to the diagnosis of ganglioneuroma.

[1]Department of Gastroenterology, Gifu University Graduate School of Medicine, Gifu, Japan.

[2]Department of Pathology and Translational Research, Gifu University Graduate School of Medicine, Gifu, Japan.

[3]Department of Pathology, Shiga University of Medical Science, Otsu, Japan.

编辑后记

小泽 俊文　综合犬山中央医院消化内科

一直以来，人们都知道自身免疫性胃炎（AIG）不同于幽门螺杆菌感染引起的慢性炎症的内镜表现，但近年来也偶见（超）早期诊断出 AIG 的病例报道。以往认为日本 AIG 的发病率不高，但目前认为并不少见，200～250 例中约有 1 例。这是由于医生对 AIG 内镜下所见的认识的提高了 AIG 的诊断率，利用内镜动态观察镜下炎症和萎缩所见进行对应的临床病理特征分析，在不同的病程分期阶段，将内镜检查结果（胃黏膜）与组织病理学检查结果进行比较，即进行面对点的诊断比较。

事实上，本系列曾出版《A 型胃炎的最新见解》，但由于在短短 4 年内早期诊断（主要是内镜诊断）上的进展，本书中 AIG 这一名称替代了 A 型胃炎，AIG 作为一个由于多种病因导致的疾病更加受到关注。

在本书中，我们邀请了上述各领域的佼佼者在此背景下撰写文章。与其读我这篇编辑后记，不如反复读一读春间贤所写的序，意义非凡。他对迄今仍难以诊断的"胃炎"的深刻认识，以及他深入研究的论文所支撑的胃炎研究历史，值得年轻医生一读。你们中的许多人可能还不知道，EMR 最初就是胃炎研究的一部分，AIG 研究的背景故事也散见于书中，令人回味无穷。

古田（Furuta）等所写文章中描述的"泥沼除菌"、高胃泌素血症和内镜检查结果是诊断 AIG 的关键要素，作者们的一致共识 AIG 诊断的关键点是识别内镜下轻微的胃黏膜病变。寺尾秀一等要求的分期系统以及相应的临床和内镜检查结果之间的一致性极为重要，内镜医师应注意的事项很多，但并不难理解，用一个紧凑易懂的时间表格（寺尾等所写论文中的表 1）来表示，可以进行病例的不断积累，该篇文章归纳总结的临床病理回顾也有许多新的提议和新的理论。九嶋等所写的文章（图 3）以临床医生易于理解的方式描述了各阶段的组织病理学变化，使其成为理解内镜检查结果的必读书。丸山靖彦（YasuhikoMaruyama）等所写的文章中提出了活动期（中期）AIG 内镜下萎缩的临床评估方法，重点是残留胃底黏膜的百分比（ROM）。内镜下所见的呈多灶、渐进和按时间顺序发展的胃萎缩，反映的是疾病的不同的病理"阶段"，木村－竹本胃炎分类法和京都胃炎分类法已不再与 AIG 分类法相对应，关于 ROM 与不同黏膜发现的临床意义的多中心前瞻性研究还在等待结果，这是日本内镜医师的成就之一，他们在实践中始终参与临床问题和课题的研究。

最后，还有一个重要的点就是，AIG 早期诊断和临床分期的意义是多方面的（诊断各种贫血、神经系统疾病、自身免疫性甲状腺疾病、辅助治疗等），但可能与 AIG 相关的是能否确定胃癌和 NET 的内镜监测间隔时间这一问题。当然，如果 AIG 的治疗方法在未来得到开发和确立，那么早期诊断的意义将更加重大。虽然有人认为单纯的 AIG 会致癌，但如佐野村的论文和水江的论文（以及我们自己的实验）所述，也有单纯由未感染幽门螺杆菌的 AIG 引起胃肿瘤的病例。此外，有必要培训大量熟悉 AIG 早期组织病理学图像的临床病理医生，以便只要采用活检组织样本就能进行早期诊断。九嶋等所写的文章中的表2"病理医生对内镜医生的需求"提醒我们，临床医生和病理医生之间的合作非常重要，这不仅适用于AIG。首先怀疑AIG的是内镜医师的眼睛，因此，我们希望本书读者在诊断胃炎时能汲取更多的知识。随着醋酸锌和P–CAB引起的新的药物性胃黏膜损伤的出现，胃炎的诊断将变得更深刻、更困难，也更有趣。